한방으로 끝내는

소　아
아토피
피부염

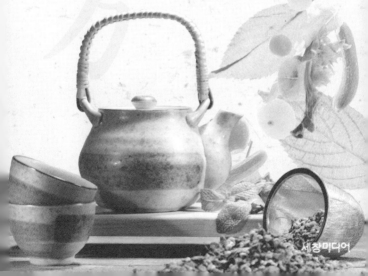

포켓브러리

008

한방 으로 끝내는

소 아
아토피
피부염

황만기 지음

세창미디어

포켓브러리 008

한방으로 끝내는 소아 아토피 피부염

초판 1쇄 인쇄 2010년 7월 20일
초판 1쇄 발행 2010년 7월 25일

지은이 황만기 | **펴낸이** 이방원

편집 김명희 · 손소현 · 안효희 · 채지민 | **마케팅** 최성수

펴낸곳 세창미디어 | **출판신고** 1998년 1월 12일 제300-1998-3호
주소 120-050 서울시 서대문구 냉천동 182 냉천빌딩 4층
전화 723-8660 | **팩스** 720-4579
이메일 sc1992@empal.com
홈페이지 http://www.scpc.co.kr

ISBN 978-89-5586-112-9 04510
ISBN 978-89-5586-096-2 (세트)

한방으로 끝내는 소아 아토피 피부염 / 지은이 : 황만기. — 서울 : 세창미
디어, 2010
    p. ;   cm — (포켓브러리 ; 008)

ISBN 978-89-5586-112-9 04510 : ₩5000
ISBN 978-89-5586-096-2 (세트)

한방 치료[韓方治療]
아토피[atopy]

519.69-KDC5
618.92-DDC21   CIP2010002517

머리말

　아토피 피부염은 최근 들어 주변에서 아주 흔하게
볼 수 있는 피부 관련 병증이면서도, 만족스러운 치료
결과를 얻기가 결코 쉽지 않고 오랜 기간 동안 꾸준하
게 관리를 해주어야 하는 어려움을 동반하는 경우가
많습니다. 따라서 환자나 환자 보호자들은 빨리 상태
가 회복되기를 바라는 입장에서 마음이 약해지고 귀
가 얇아질 수밖에 없습니다. 그런데 이들을 현혹시키
는 너무나도 많은 속설과 오해와 상업적 접근들 때문
에 많은 아토피 피부염 환자를 임상 현장에서 지속적
으로 돌보고 있는 전문가 입장에서도 제대로 정확히

접근하기가 굉장히 힘듭니다.

이 책은 일차적으로는 아토피 피부염 환자와 보호자들을 위해서 정확한 지식을 제공함으로써 아토피 피부염에 대한 무분별한 억측을 막고 정확한 이해와 빠른 치료를 돕기 위한 담론적 방편으로 만들어졌습니다.

인터넷을 찾아보면 누구든지 알 수 있는 일반론적이고 쉬운 내용들만 정리해서 전달하기보다는, 내용이 다소 어렵더라도 확실한 이해를 도모하기 위한 내용 구성을 하였습니다. 따라서 생물학이나 생리학 또는 한의학을 전공하지 않은 일반 독자분들이 언뜻 보시기에는 약간 어렵게 느껴질 수도 있겠지만, 찬찬히 여유 있는 마음으로 어려운 대목은 그냥 넘어가면서 조금씩 집중해서 읽어가다 보면, 아토피 피부염에 대한 전체적인 그림이 머릿속에 그려질 수 있을 것으로 생각합니다.

또한 이 책은 현재 아토피 피부염이라는 병증에 관

심이 있는 한의과대학 본과에 재학 중인 학생들이나, 알레르기를 전공하는 한의과 대학원생들이나 조교, 한방병원 전공 수련의 선생님들 그리고 아토피 피부염 환자들을 아직은 많이 접해보지 못한 개원 한의사 선생님들에게도 간단한 길잡이 역할 정도는 수행할 수 있지 않을까 하는 조심스러운 생각을 해봅니다.

이 작은 책이 아토피 피부염에 대한 국민적 이해를 증진시키고 아토피 피부염을 앓는 환자들과 보호자들의 고통을 덜어드리는 데 조금이라도 기여할 수 있다면, 저자로서 그 이상의 보람은 없을 것입니다.

아토피 피부염을 가진 아이들에 대한 치료를 제게 선뜻 맡겨주셨던 헤아릴 수 없이 많은 가슴 아픈 사연을 가진 부모님들께 이 자리를 빌려 진심으로 깊은 감사를 드립니다.

아토피 피부염으로 고통스러워하는 아이들의 찡그린 표정과 부모님들의 애원과 한숨과 눈물이 저 자신을 더욱 채찍질하면서 열심히 공부하게 만들어 주었습니다. 더 좋은 치료법을 만들어 나가기 위해서 간절하게 노력하는 지금 저의 이 마음이 세월과 함께 퇴색하지 않도록 더욱 정진해 나갈 것을 약속드리겠습니다.

또한 어릴 때 아토피 피부염과 알레르기 비염을 동시에 심하게 앓았던 저자를 어려운 환경 속에서도 정성으로 키워주시고, 백방으로 수소문해서 열심히 치료해 주시고, 이제는 아토피 피부염을 비롯한 알레르기 질환을 연구하고 치료하는 데 평생을 바치고자 결심한 소아·청소년 알레르기 전문 한의사로서 성장하도록 교육해 주신 저의 어머님과 아버님께도 사랑과 존경과 감사의 인사를 전해 드립니다.

서초 아이누리 한의원 대표원장 / 한의학박사
황만기 드림

차 례

Chapter 1 | 알아보자! 아토피 피부염

Chapter 2 | 어떻게 치료할까? 아토피 피부염

atopy

알아보자!

아토피 피부염

아토피 피부염이란?

아토피 피부염은 보통 영·유아기와 소아기 및 청소년기부터 나타나기 시작하고, 만성적이고도 악화와 호전을 반복하면서 재발이 잘 됩니다. 또한 심한 가려움증과 발적 및 진물, 각질, 부스럼, 딱지 등을 잘 동반하는, 유전적 요인과 환경적 요인 및 사회적 요인 그리고 심리적 요인 등이 함께 작용하여 면역 계통에 불안정성과 불균형을 일으켜서 피부에 주로 문제가 나타나는 난치성 질환입니다. 혈액 내에 '면역 글로불린 E(IgE: immunoglobulin E)[1]'의

1_ 피가 엉기어 굳을 때에 분리되는 황색의 투명한 액체 중 면역에 중요한 역할을 하고, 또 항체 작용을 하는 단백질의 총칭.

증가와 함께 가족력이나 알레르기성 천식 및 알레르기성 비염 등이 잘 동반되거나 병의 발생 전후로 연이어 나타나는 경향이 있는 질환으로도 잘 알려져 있습니다. 이상하게 생각될지는 모르겠으나, 아토피 피부염에 대한 학계의 일치된 진단적 견해(특징적인 피부소견 및 검사실 소견)는 아직까지는 확고하게 확립되어 있지는 않다고 보는 것이 옳을 것입니다.

원래 아토피Atopy라는 어원은 희랍어인 Topos(장소, 공간)라는 말에서 유래되었는데, 부정적 의미를 뜻하는 [a-]가 Topos라는 단어 앞에 붙어서 이상한Strange 또는 부적절한out of place이라는 의미를 가지게 되었습니다. 필자는 '아토피'에 대한 이와 같은 어원을 생각할 때 1516년에 영국의 유명한 정치가이자 인문학자인 '토마스 모어'가 간행한 공상 소설인 〈유토피아Utopia〉가 함께 연상되곤 합니다. 현재 〈유토피아〉라는 보통 명사는 그 자체로 '이상향理想鄕'을 뜻하지만, 희랍어로 처음 쓰였던 1516년 당시의 〈유토피아

Utopia)라는 책은 부정 접두사 [u-]가 장소나 공간을 뜻하는 [Topos]라는 단어 앞에 붙어서 [어디에도 없는 곳]이라는 의미로 해석되었던 것입니다. 즉, [아토피]와 [유토피아]는 희랍어에서의 어원적 근원이 속 깊은 의미상의 차이는 있지만 전체적으로 비슷하다고 할 수 있습니다. 모든 사람들이 [아토피]로부터 완전히 해방되어 건강에서의 [유토피아]를 맞이하는 과정에 필자의 기술과 노력이 조금이라도 기여하기를 바랍니다.

한의학에서는 아토피 피부염을 [태열胎熱]이라고 주로 표현하고 있는데, 말 그대로 산모가 임신 중에 맵고 뜨겁고 기름지거나, 자극적이거나 열을 조장하는 더운 음식을 많이 먹는 경우에 발생할 수 있습니다. 또한 스트레스가 과도하거나 울화가 쌓이거나, 숙면을 충분히 취하지 못하거나 성생활을 지속하는 과정에서 태아가 자궁 내 환경 속에서 과도하게 열독을 받게 되어 출생 이후에 얼굴과 온몸에 열독이 퍼지면서 증세가 발현되는 질환으로 알려져 있습니다.

최근 아토피 피부염에 대한 많은 유전학적 연구에서도 아버지보다는 어머니가 아이에게 더욱 높은 비중과 확률을 가지고 아토피 피부염 질환을 전달한다는 사실들이 속속 입증되고 있습니다. 이는 아마도 모체와 태아간의 면역 시스템 사이의 밀접한 연관성 및 상호 작용이 태아의 면역 체계의 발달과 외부 자극에 대한 반응에 크게 영향을 미치기 때문이라고 추정됩니다. ≪급유방及幼方≫이라는 한방소아과 관련 전통 문헌에서는 "어머니가 매운 것을 많이 먹으면 태아에게 그대로 전해지며, 정욕이 동하게 되면 안정되지 못하게 된다. 볶은 것과 구운 음식을 많이 먹거나 맵고 신 것을 좋아하며 기호와 욕망을 절제하지 못하고 기쁨과 노여움이 정도를 벗어날 정도로 지나치다면 태아가 반드시 그 해로운 영향을 받게 되니 주의가 필요하다. 아이들의 병은 절반 이상이 태독胎毒이며, 절반이 조금 못되는 것이 내상유식(內傷乳食: 유아기 식사가

부적절함에서 오는 장부의 손상)이고, 십분의 일 정도가 외감풍한(外感風寒: 찬바람과 찬 기운을 많이 받아서 생긴 각종 호흡기 병증)이다"라고 하여 어머니의 생활 섭생과 스트레스 관리 및 음식 조절의 중요성에 대해서 강조하고 있습니다.

선천적인 요인 이외에도 후천적인 요인으로는 제철에 생산되는 자연 친화적인 음식을 잘 먹지 않고 맑은 대기 환경에서 충분한 운동을 하지 못하며, 인스턴트 음식이나 가공 식품, 그리고 유전자 변형 식품이나 식품첨가제가 함유된 음식들을 많이 먹는 것들이 있습니다. 또한, 생활수준 향상에 따른 공장식 밀집 사육 및 항생제 과다 투약 방식으로 생산된 고기의 과다 섭취 및 유제품 과다 공급 그리고 학업으로 인한 스트레스와 불충분한 수면, 저조한 운동 시간 등을 모두 거론할 수 있습니다. 이러한 현대적 생활환경 조건 자체가 인체의 면역기능을 불안정하게 만들고 신체를 전반적으로 산성화시키며 혈액을 건조하고 순환을 불량하게 만들어서 아토피 피부염을 유발시킨다는 관점을 가지고 있습니다. 혈액이 건조해지고 순환 불량이 생기는 것을 '혈조생풍血燥生風' 즉, 한의학적 관점에서는 위에서 거론한 현대적 생활환경 조건 그 자체가 인체에 화기火氣로 작용하기 때문에 그로 인해서 혈血의 기운이 부족하고 건조해져서燥 가려움증風을 야기시킨다生고 해석할 수 있습니다. 따라서 아토피 피부염에 대한 한의학적 치료 처방들은 주로 화기를 식혀주고 열독을 풀어주며 진액과 혈액을 충분히 공급해주면서 가려움증을 개선하는 방향으로 설계가 되는 경우가 많습니다(물론 개별적인 체질적 특성에 따라서 많은 세부적 차이가 있습니다).

이러한 전통적인 한의학적 치료 설계 방침은 1차 자연 면역이라고 할 수 있는 피부 및 점막 자체의 방어 기능의 나약함을 만성기에 특히 근본적으로 강화시켜 주면서, 2차 특이 면역이라고 할 수 있는 과도하게 활성화된 체액성 면역 반응을 급성기에 안정적으로 만들어주는 현대 면역학적인 치료 관점에서도 바람직하다고 얘기할 수 있을 것입니다.

특히 필자의 경우 임상에서 아토피 피부염 체질을 가진 아이들의 어머님들께 반드시 아이들에게 시행해 줄 가장 중요한 집에서의 섭생 관리법으로서 '미지근하거나 약간 시원한 정도의 맹물(정수기물, 생수, 수돗물, 미네랄워터 등)을 아이의 소변 색깔이 투명하게 될 정도로 충분히 많이(가급적이면 아이의 체중 kg당 33cc 이상의 맹물을 최소한으로) 마시도록 지도하시라'는 얘기를 매우 반복적으로 강조하고 실천 사항을 지속적으로 점검하고 있습니다. 이는 급성기에는 들뜬 피부열을 가라앉게 하여서 가려움증을 감소시켜 주며, 만성기에는 피부장벽기능이상을 조절하고 보습을 강화하여 근본적으로 1차 면역기능을 튼튼하게 하는 중요한 면역학적 의미가 담겨 있습니다.

1995년 대한 '소아 알레르기 및 호흡기학회'에서 시행한 전국적인 역학 조사 결과를 보면 지역에 따라서 약간의 차이가 있겠지만, 초등학생은 12~24%, 중학생은 6~8%가 아토피 피부염 진단을 받은 적이 있다고 보고하였습니다. 또한 2000년도 같은 기관에서 시행한 전국 단위의 역학 조사 결과를 보면 초등학생의 24.9%, 중학생의 12.8%가 아토피 피부염 진단을 받은 적이 있다고 하였는데, 최근 30년 동안의 역학 조사 결과에 의하면 현재는 과거 30년 전에 비해서 최소한 2~3배 정도 이상 급격하게 아토피 발병이 증가된 추이를 보이고 있다고 말할 수 있습니다. 이렇게 아토피 피부염의 발생률이 증가하는 이유에 대해서는 학자들이 모두 동의하는 일관된 이론은 비록 없는 실정이지만, 도시화·산업화에 따른 엄청난 대기오염 상황, 식습관 패턴의 서구화, 생활양식의 변화, 항생제 남용, 지나친 위생 설비 조건 등 여러 가지 요인들이 복잡하게 관여하고 있다고 추정됩니다.

또한 국제적 관점에서 살펴보았을 때, 아토피 피부염 발생률은 거주 지역의 위도가 적도에 가까울수록

(즉 위도가 낮을수록) 질환 발생률이 낮은 경향을 보였습니다. 또한 위도가 낮은 지역에서 위도가 높은 지역으로 이주한 집단은 원주민보다 질환 발생률이 높았으며, 더불어서 이주하기 이전의 지역 주민보다 역시 질환 발생률이 높았습니다. 그러므로 환경적 요소는 아토피 피부염의 발생률을 좌우하는 중요한 인자라고 할 수 있을 것입니다. 또한 질환 발생률은 농촌에서 도시로 이동하면서 증가하였는데, 도시화에 따른 생활양식의 변화가 거주지(위도)보다 더욱 중요한 요소라고 알려져 있습니다.

다양한 아토피 피부염의 원인

위에서도 잠시 언급했던 것처럼 아토피 피부염의 원인과 발병 메커니즘은 아직까지도 확고하게 정립되지 않은 상황입니다. 즉, 다양한 원인이 복합적으로 개입하는 질환으로 간주되고 있는데, 대표적인 원인으로는 유전적 원인, 면역학적 불안정, 세균(특히 황색포도상구균)이나 바이러스 및 진균에 의한 감염, 환경적 오염, 음식에 의한 알레르기, 사회적 원인, 피부장벽기능의 이상, 심리적 원인, 혈관이상, 위생가설 등이 있습니다.

유전적 원인

알레르기 질환이 유전된다는 사실은 약 100년 전부터 많은 학자들에 의해 주장되었습니다. 특히 'Cooke'와 'Van der Veer'가 1916년에 발표한 바에 따르면 한쪽 부모가 알레르기에 걸리면 그 자식이 발병할 확률이 50% 양쪽 부모 모두가 알레르기에 걸리면 그 자식이 발병할 확률은 75%라고 하였습니다. 그러나 아직까지 아토피 피부염을 유발하는 유전자에 대한 증거는 발견되지 않고 있는 실정입니다. 임상적으로 보았을 때에는 가족력이 있는 환자와 가족력이 없는 환자에 있어서 심각도 측면에서는 특별한 차이가 존재하지는 않지만, 가족력이 없는 경우에 비교적 치료 경과와 예후가 좋은 편이라고 알려져 있습니다. 또한 정상적인 부모에게서 아토피 피부염 자식이 생기는 것을 보면 단순히 우성 유전이 아님을 알 수 있으며, 부모가 모두 아토피 피부염 환자라고 해도 매우 정상적인 피부 소견을 가진 자식이 태어나는 것을 보면 단순히 열성 유전도 아님을 알 수 있습니다.

면역학적 불안정성

아토피 피부염 환자의 혈액에서 검출되는 소위 'reagenic' 항체는 1921년 'Pranusnitz'와 'Kustner'에 의해 처음 발견되었습니다. 이 항체는 아토피 피부염 환자에서 외부의 단백 항원에 반응하는 IgE 항체로 밝혀져 있습니다. 아토피 피부염 환자의 약 75~80%에서 혈중 IgE 증가와 호산구 증다증[1]이 나타나고 있습니다.

감 염

아토피 피부염의 병변은 특히 세균이나 바이러스 및 진균에 의해 악화되는 일이 매우 흔합니다. 특히 황색포도상구균Staphylococcus aureus에 의한 세균성 피부염이 호발합니다. 이 세균은 아토피 피부염 환자의 80~95% 정도에서 피부에 존재하지만, 정상인은 5% 미만에서만 나타납니다. 아토피 피부염에서 황색포도상구균의 집락 형성이 병인에 있어 일차적인 중요성을 갖는지 또는 만성염증과 반복적으로 긁는 행위에 의한 피부 장벽 손상으로 인해 이차적으로 나타나는 현상인지에 대해서는 각각 논란의 여지가 많이 있는 다양한 가설들이 제기되고 있습니다.

환경적 오염

환경적 요인에 의한 아토피 피부염의 유병률은 나라마다 약간씩 차이가 있지만, 환경적 요인 중에서 '공해'와 '먼지' 및 '집먼지진드기'나 '바퀴벌레' 또는 '꽃가루'와 같은 조건이 '나라에 상관없이 공통적으로 가장 중요한 환경적 요인으로 작용하고 있다'는 점에 있어서는 별다른 이견이 없습니다. 성인형 아토피 피부염의 경우는 음식물에 대한 이상 과민 반응은 점차 소실되는 경향을 보이지만, 위에서 언급한 '공해'와 '먼지' 및 '집먼지진드기'나 '바퀴벌레' 또는 '꽃가루'와 같은 환경적 요인으로 인해 아토피 피부염이 나타나거나 강화되는 경향은 매우 뚜렷해지고 있습니다. '온도'와 '습도' 역시 중요한데, 아토피 피부염 환자는 급격한 온도 변화나 낮은 습도에서 심한 가려움증을 보이며 병변의 심각도가 증가하기 때문에 주의가 필요합니다.

TIP

집먼지진드기

부유 항원aeroallergen에는 개 또는 고양이의 털, 집먼지진드기, 곰팡이, 꽃가루 등이 있는데, 부유 항원 중에서 가장 흔히 양성 반응을 보이는 것이 바로 집먼지진드기house dust mite이다. 피부에서 하얗게 떨어지는 살가죽의 부스러기(인설)를 먹이로 하는 Dermatophagoides속屬의 집먼지진드기는 아토피 피부염 같은 만성 습진, 기관지 천식, 알레르기성 비염을 일으키는 중요한 원인균에 해당된다고 알려져 있다. 보통 집먼지 진드기의 항원성은 진드기 자체보다 그 배설물이나 분비물이 100~1,000배 정도는 더 강하다. 즉 아토피 피부염에서 집먼지진드기는 살아있는 충체에 의한 피부 자극이라기보다는, 진드기 충체 중 항원으로 작용하는 성분이 피부에 지속적으로 접촉함으로써 지연과민반응delayed hypersensitivity reaction에 의해 발생되거나 악화되는 것으로 추정되고 있다.

집먼지진드기는 대기온도 25~28도, 비교습도 75~80%에서 가장 잘 번식하므로 환자의 생활환경 조건에서 습기가 많이 차는 공간을 빨리 없애주고 통풍이 잘되도록 해야 하며 약간 서늘하게 해 줄 필요가 있다. 또한 집먼지진드기가 증식하기 좋은 누비 침대커버나 깃털 베개, 메밀 베개, 카펫 등은 사용하지 않거나 환자 주위에서는 치우는 것이 좋다. 집먼지 1mg당 평균 100마리의 집먼지 진드기가 서식하기 때문이다. 침대의 매트리스에 플라스틱 커버를 씌워서 인설이 직접 매트리스에 떨어지는 것을 막도록 하는 것도 좋은 방법이 된다. 온돌 방바닥의 먼지에서는 집먼지진드기 출현율이 낮다는 점을 상기하는 것이 좋겠다. 이불장이나 옷장 아래의 미세한 먼지에서 많은 수의 집먼지진드기가 발견되므로 청소 시에 장 속의 먼지도 함께 제거해 주는 것이 추천된다. 이불 홑청은 물세탁이 가능한 세탁기를 이용해서 55도 이상의 뜨거운 물세탁을 하거나

60도 이상의 뜨거운 공기에서 4시간 이상 건조해야 하겠다.

바퀴벌레

바퀴벌레는 아토피 피부염 뿐 아니라 알레르기성 비염이나 천식 등과 같은 호흡기 알레르기 병증의 주된 흡입 항원이기도 하다. 바퀴벌레 항원은 일반적으로 체부, 허물, 분비물, 충란(기생충의 알), 배설물 등에 존재한다고 알려져 있는데, 바퀴벌레 항원의 거의 대부분은 체부와 허물에 분포하며, 배설물이나 충란은 항원성이 약한 편이다. 특히 바퀴벌레 알레르기는 인구가 밀집된 도시지역(특히 취약한 경제적 조건에서)의 아토피 피부염 환자에서 흔하게 발견되는데, 이와 같이 아파트 거주군에 비해서 비非아파트 거주군에서 유의하게 높은 바퀴벌레 알레르기 양성 반응을 보이는 것은, 단독 주택이나 연립 주택이 아파트에 비해서 가옥 구조나 환기 등의 조건 때문에 분진이 더 많기 때문으로 추정하고 있다.

꽃가루 알레르기

꽃가루 역시 아토피 피부염뿐만 아니라 알레르기성 결막염, 위장관 알레르기, 기관지천식, 알레르기성 비염을 유발하는 대표적인 물질로 잘 알려져 있다. 흔히 꽃가루라고 얘기하면 장미나 백합과 같은 향기가 좋은 관상용 꽃을 쉽게 연상하게 되는데 실제로 이들은 주로 곤충에 의해서 전파되며 분자량이 꽤 크고 무겁기 때문에 바람에 의해서는 잘 퍼지지 않는다. 이와는 달리 소나무, 쑥, 우산잔디 등의 꽃가루는 바람에 의해 쉽게 전파되므로 대부분의 '꽃가루 알레르기(화분증)'이라고 표현한다는 이와 같은 종류들에 의해 유발된다고 생각해야 한다. 봄이 되면 포플러나무나 수양버드나무 같은 흔히 볼 수 있는 가로수에서 휘날리는 솜털 같은 모양의 꽃가루나 씨앗 등을 많이 보게 되는데 사실 이런 솜털 모양의 꽃가루는 알레르기와는 오히려 무관하다고 할 수 있다. 즉 이런 류의 꽃가루들은 단지 코나 눈, 피부 등에 자극을 주어서 일시적으로 눈이 좀 충혈되거나 눈물이 나거나 재채기나 가려움을 유발하지만, 알레르기라고 하는 것은 일종의 과잉 면역 반응에 의해서 발생되는 질병이기 때문에, 이러한 솜털 모양의 꽃가루가 일으키는 자극 반응과는 엄밀한 의미에서는 구별되어져야 한다고 생각된다. 따라서 화분증은 보통 사람들이 생각하는 것과는 달리 주로 봄에만 발생하는 것이 아니라 오히려 여름과 가을(5월~10월)에 더 흔하게 나타난다. 왜냐하면 돼지풀이나 쑥 등은 여름부터 가을 사이에, 그리고 잔디는 봄부터 초가을에 집중적으로 꽃가루를 생산하기 때문이다. 사실 사람에게 알레르기를 일어나게 할 수 있는 꽃가루는 매우 제한(모든 종류의 꽃가루 중에서 1/10 정도)되어 있으며, 한국의 꽃가루 알레르기는 주로 돼지풀, 쑥, 환삼덩굴, 잔디 등과 같은 외래종 잡초에 의해 유발되는 것으로 알려져 있다.

음식에 의한 알레르기

음식물 알레르기food allergy에 의한 천식이나 알레르기성 비염과 같은 알레르기성 호흡기 질환은 원인과 기전機轉이 어느 정도 정립되었지만, 아토피 피부염에서의 음식물 알레르기의 역할에 대해서는 지난 수십 년 동안 학자들 사이에서 상당한 논란을 일으켜 왔습니다. 소아과 의사와 알레르기 전문의들은 아토피 피부염에서 음식물 알레르기의 연관성을 아주 중요하게 간주하는 경향이 있지만, 피부과 의사들은 큰 의미를 두지 않는 경향이 있었습니다. 사실 아토피 피부염의 원인 항원으로 영·유아기는 음식물 항원이 강조되고, 소아기 이후부터는 음식물 항원보다는 흡입 항원이 주로 관여하고 있기 때문에, 영·유아기 환자를 많이 보게 되는 소아과 의사들과 소아기 이후 환자를 많이 보게 되는 피부과 의사들 사이에 임상적 의견이 엇갈릴 수 있었을 것으로 생각됩니다. 아토피 피부염에 관여하는 음식물 알레르기로서 흔하게 작용하는 지금까지 잘 알려진 음식으로서는 우유, 계란, 땅콩, 견과류, 밀, 콩, 생선, 갑각류 등이 있습니다.

우 유

'우유 알레르기'는 특정한 단백질 성분에 대한 '면역학적 반응'으로서 영·유아기에 주로 잘 나타난다. 영·유아기는 점막의 방어 기전이 미숙한 상태에서 다량의 이종 항원이 점막을 쉽게 통과하여 감작을 일으키기 때문으로 알려져 있다. 우유에 대한 알레르기의 빈도는 소아 전체 인구의 약 2.5% 정도로 보고되고 있으나 아토피 피부염 환자는 적어도 다섯 배 정도 더 높다는 임상보고가 존재한다. 다른 음식에 대한 부작용과 마찬가지로 우유에 대한 부작용은 '우유 불내성'과 '우유 알레르기'로 구분한다. '우유 불내성'은 우유 성분들을 무리 없이 잘 소화해 낼만한 능력이 없는 상태로서 특별한 기전이 관여하지 않고 소화효소의 부족이나 '지방불내성' 또는 특이체질반응이나 심리적 원인에서 기인된 '비면역학적인 반응'이다. 이에 반해서 '우유 알레르기'는 면역학적 기전이 관여하며, 비만세포나 호염기구로부터 화학매체의 유리 및 특이 IgE에 의해 유도된다.

계란

계란은 가장 흔한 음식물 알레르겐으로서 계란 알레르기는 청소년이나 성인보다 영·유아기에 주로 나타난다. 아토피 피부염이 있는 환자는 보통 5% 정도 비율로 계란 알레르기가 나타나는 것으로 알려져 있다. 일반적으로 1~2세 사이에서 잘 발생하는데, 2~5세 이후에는 40~80%가 자연 소실된다. 계란을 최대한 많이 익혀 먹게 되면 어느 정도까지는 알레르기 발생을 줄일 수 있다고 흔히 얘기하고 있지만, 실제로는 그렇게 한다고 해도 완전하게 계란의 항원성을 제거할 수는 없는 것으로 보고되어 있다.

땅콩

땅콩peanut에 의한 음식물 유발 알레르기는 견과tree nuts, 생선fish, 갑각류shell fish에 의한 음식물 알레르기와 더불어서 성인기까지도 지속되어 평생 동안 재발하는 경향이 있다. 미국에서는 전인구의 약 1.1%가 땅콩 알레르기를 가지고 있다고 보고되었는데, 한국은 미국보다는 땅콩 알레르기 빈도가 낮은 것으로 알려져 있다. 아토피 피부염 환자 중 음식물 유발 알레르기 반응을 보이는 사람의 약 30%는 땅콩이 원인이라는 보고도 있다.

피부장벽기능의 이상

각질층은 '각질 세포'와 '각질 세포간 지질'의 2가지 성분으로 구성되어 있습니다. 특히 '각질 세포간 지질'은 신체로부터 수분 소실을 막아주므로 피부 수분을 적절히 관리하고 피부의 항상성을 유지하는데 매우 중요한 역할을 합니다. '각질 세포간 지질'은 세라마이드[2], 콜레스테롤, 지방산 등의 지질 성분으로 이루어져 있는데 이 중에서 세라마이드는 피부 장벽 기능에서 가장 중요한 역할을 수행합니다. 아토피 피부염에서는 일반적으로 각질층 내의 세라마이드가 감소되어 피부 장벽이 손상되고, 경피 수분 손실이 증가되어 피부가 거칠해지고 건조해집니다.

세라마이드의 감소는 세라마이드 합성 전구체인 스핑고리피드sphingolipid[3] 분해효소의 이상 때문인 것으로 알려져 있는데 최근 이에 대한 연구가 활발히 진행되고 있습니다. 또한 이와는 반대로 각질층의 과도한 수분 함량은 오히려 정상적인 피부기능, 특히 투과 흡수 능력에 악영향을 줄 수도 있기 때문에 주의해야 합니다. 장기간의 밀폐수화occlusive hydration로 말미암아 정상적인 지질 장벽 구조가 심각하게 손상될 수 있다는 것이 실험적으로 입증된 바 있습니다. 물과 접촉할 기회가 많은 주부들의 손바닥 부위에서 자극성 또는 알레르기성 접촉피부염의 빈도가 높다는 것은 잘 알려진 사실입니다. 따라서 수분이 피부에 미치는 영향은 각기 다른 양면성을 가지고 있으므로 아토피 피부염 치료 과정에서 피부 보습을 유지하기 위한 수화 요법hydration therapy[2]의 정도와 방법은 개별적 상황에 맞게 신중하게 선택되어야 하겠습니다.

2_ 충분히 수분을 공급하는 요법

결국, 피부 장벽의 손상은 외부에 존재하는 다양한 항원들의 피부 통과와 흡수를 촉진시키므로 면역반응이 쉽게 일어날 수 있습니다. 또한 거칠고 건조한 피부는 가려움증을 유발하게 되면서 아토피 피부염의 상황이 계속 악순환에 빠질 위험성이 있습니다.

심리적 원인

심리적 스트레스가 아토피 피부염을 악화시킨다는 것은 임상적으로 볼 때 거의 의심의 여지가 없어 보입니다. 심리적 스트레스가 면역계와 내분비계 및 자율신경계 그리고 신경펩타이드[4] 등에 동시다발적으로 문제를 야기하고 있는 것으로 추정되고 있지만 이 분야 연구는 아직 충분히 이루어지지 않고 있는 실정입니다.

혈관이상

임상적으로 많은 아토피 피부염 환자들에게서 미세혈관의 조절 기능에 장애가 발생된 경우를 흔히 관찰할 수 있는데, 창백한 피부 및 혈관 수축 그리고 저체온을 동반한 '한랭과민성'이 오래 전부터 보고되어왔습니다. 백색 피부묘기증white dermographism[5]은 아토

피 피부의 신경 종말부에서 분비되는 카테콜아민에
의해 유발됩니다. 혈관수축은 카테콜아민의 민감성
이 증가되어서 발생되거나 또는 다른 유도 매개체에
의해서 생기는 것으로 추정됩니다.

위생 가설

지난 수십 년 동안 놀라울 정도로 증가된 아토피 피
부염을 사회적인 관점을 개입시켜서 보다 거시적으로
설명해 내기 위해 여러 가지 가설들이 제기되었는데
그 중에서 가장 유력한 것이 바로 '위생 가설hygiene
hypothesis' 6)입니다. 사회적인 환경 변화와 관습 변화
에 따른 면역계의 혼란 또는 면역계의 불균형이 아토
피 피부염의 원인이라는 위생 가설이 학자들을 비롯
한 일반 대중들 사이에서 상당한 설득력과 공감대를
형성하게 되었습니다. 즉, 한마디로 20세기 후반기 이
후에 출생한 사람들은 20세기 전반기 이전에 출생한

사람들에 비해서 세균이나 바이러스 감염에 보다 덜 노출되었기 때문에 비교적 위생적인 환경에 놓여 있고, 결과적으로 항생제나 해열제 또는 백신의 혜택을 충분히 받은 사람들의 면역 반응은 다르게 나타나는 것입니다. 아토피 피부염의 위생 가설을 강하게 주장하는 사람들은 항생제와 해열제 및 백신의 사용을 가급적 제한하자고 주장합니다. 어쩔 수 없이 사용하더라도 그 사용 시기를 최대한 늦추거나 그것들의 남용을 최대한 억제하도록 권유하면서, 아이들에게는 주로 유기농법으로 생산된 음식들로만 먹이라고 제안하는 경향이 높습니다. 실제로 이런 방식으로 섭생된 아이들의 아토피 피부염 발생률이 그렇지 않은 아이들에 비해서 매우 의미 있는 수준으로 낮았다는 임상 보고가 많이 존재하고, 임상 현장에서도 그런 상관관계에 대해서 흔히 접할 수 있기 때문에 위생 가설은 점점 더 보편적으로 인식되어지고 있는 실정입니다.

아토피 피부염의 증상

    위에서도 언급했지만, 현재까지 아토피 피부염을 명확하게 정의할 수 있는 단일한 객관적 소견이나 조사 방법은 없습니다. 또한 임상적 관점에서 특징적이라고 할 수 있는 피부 양상이 존재하는 것은 사실이지만 항상 관찰되는 것은 아닙니다. 증상이 심한 경우에는 아토피 피부염과 연관된 많은 소견이 동시에 나타나지만, 별로 심하지 않은 경우에는 단지 1~2개 정도의 소견만 나타날 수도 있는 것입니다.

호발 시기

아토피 피부염은 사실 어느 연령대에서도 나타날 수 있는 질환이지만, 가장 광범위하게 관찰되는 연령대는 역시 영·유아기를 포함한 소아라고 할 수 있습니다. 아토피 피부염의 최초 발생 시기는 보통 출생 후 2~6개월 사이이며, 거의 대부분의 아토피 피부염은 만 2세 이전에 발병하는 것으로 알려져 있습니다.

TIP

아토피 피부염은 젖먹이(유아)에게 흔히 나타나는데 약 50% 환자에게서 만 1세 이전의 발병을, 약 30% 환자에게서 만 1~5세 사이의 발병을 보인다는 통계도 있다.

아토피 피부염 소인素因을 가진 아이들은 출생 후부터 연령이 증가함에 따라 원인과 표적기관3)이 변화하면서 몇 가

3_ 피부, 하기도, 상기도의 순서로 보통 진행된다.

지의 질환이 순서대로 나타나는 경향이 있습니다. 이를 보통 알레르기 행진(or 아토피 행진)이라고 부릅니다. 일반적으로 아토피 피부염 환자의 50~80% 중에서 천식이나 알레르기성 비염이 발생하며, 이는 예후가 안 좋은 인자로 간주됩니다.

일반적인 임상 양상

아토피 피부염의 임상 양상 중에서 가장 중요하고 가장 대표적인 것은 바로 '소양증(간지러움증)'입니다. 아토피 피부염에서의 소양증은 발작적인 경향이 뚜렷하고 또 격렬한 양상을 보입니다. 따라서 아이들의 통제되지 않은 지속적인 손톱 자극 때문에 해당 피부는 더욱 악화되기 쉬우며 감염에도 쉽게 노출되는 등 악순환에 빠지게 됩니다. 아토피 피부염의 특징적인 피부 소견을 언급하기 전에, 일반적인 습진의 임상적 형태에 대한 이해가 선행될 필요가 있을 것입니다. 대부분의 습진은 심각도의 수준이나 시간의 흐름에 따라서 각각 몇 가지 공통점이 존재합니다. 경중 습진은 피부가 보통 붉은 빛을 띠며 비늘처럼 일어나는 경향이 있습니다. 경중 습진이 보다 더 진행되어 많이 심해진 형태(아급성 습진)에서는 조직액 때문에 부종이 잘 생기며 피부 표피가 붕괴되며 이 과정에서 혈청이 피부 표면으로 빠져나온 후에 응고되어 노란색의 건조한 피부 표면을 형성하게 됩니다. 가장 심해진 형태(급성 습진)에서는 각질층이 소실되고 습한 표면이 뚜렷하게 관찰됩니다. 만성적인 습진은 침윤성의 홍반, 두꺼운 각질층(과각화층)이 특징적으로 드러나며, 균열이 잘 생기고 피부 표면이 전반적으로 두꺼워지는 양상을 보이는데, 특히 이런 현상을 '태선화苔癬化'라고 부르고 있습니다. 태선화는 '태선lichen'이라는 말에서 유래되었는데, 말 그대로 바위 표면에서 자라는 식물인 '이끼'처럼 두꺼운 표면이 피부에 형성된 것을 의미합니다. 보통 태선화는 지속적인 자극에 의해 유발된 결과입니다. 그러나 소양증이나 그로 인해서 지속적으로 긁는 행위와 연관된 만성적인 피부 질환에서도 태선화가 반드시 나타나는 것은 아니기 때문에, 잠재된 체질적 요소가 태선화 발생에 영향을 미치는 것으로 추정하고 있습니다.

아토피 피부염의 '급성' 단계에서는 '소양증과 홍반, 찰상성 구진'이 특징이며, '만성' 단계에서는 '태선화와 건조증 그리고 섬유화를 동반한 구진'이 특징입니다.

전신적인 면역학적 불안정(불균형) 양상도 아토피 피부염의 급성과 만성 각각의 단계에 따라 뚜렷한 차이가 나타나는데, 급성(초기) 단계에서는 Th 2가 보통 상승되며, 만성(후기) 단계에서는 Th 0과 Th 1이 일반적으로 상승하게 됩니다.

아토피 피부염의 주요 임상 양상

– 2005년도에 제시된 〈한국인 아토피 피부염 진단기준〉 –

주진단 소견
a. 소양증(간지러움증)
b. 2세 미만의 환자는 얼굴과 몸통 그리고 사지의 신측부의 병변이 특징이며, 2세 이상의 환자는 얼굴과 목, 사지의 굴측부의 병변이 특징이다.
c. 알레르기(아토피 피부염, 천식, 알레르기성 비염)의 개인 및 가족력
보조진단(부진단) 소견
a. 피부 건조증
b. 백색 비강진(pityriasis alba)[7]
c. 눈주위의 습진성 병변 또는 색소침착
d. 귀 주위의 습진성 병변
e. 구순염
f. 손과 발의 비특이적 습진
g. 두피 인설
h. 모공 주위의 오톨도톨한 피부
i. 유두 습진
j. 발한(發汗) 작용으로 소양감이 심해짐
k. 백색 피부묘기증(white dermographism)
l. 피부 단자 시험 양성 반응

m. 증가된 IgE 수치

n. 피부 감염의 증가(특히 황색포도상구균(Staphylococcus aureus)

이외에 관찰되는 보조진단 소견(by Hanifin과 Rajka 1980)

'백내장/눈주위의 검은 피부(눈주위 색소침착: allergic shiner)'

'안면 창백 또는 안면 홍조'

'목주름'

'양모 및 유지용매에 대한 불내성'

'음식 불내성/환경 또는 감정 인자에 의해 영향을 받기 쉬운
　경과'

'원추 각막(Keratoconus)' – 비염증성 원인에 의해 변형이 발
　생되어 각막이 비정상적으로 얇아지고 돌출되는 현상.

'때목(dirty neck)' – 목의 전면부와 측면부에 때가 끼인 것처
　럼 나타난다.

'허토게 사인(Hertoghe' s sign) – 만성적인 자극에 의해서 외측
　눈썹이 소실되는 것. 눈주위를 긁으면 눈썹의 외측부
　쪽에서 탈모가 일어난다. 아토피 환자의 약 40%가 이
　증상이 동반된다는 보고가 있다.

'건성 치수염(pulpitis sicca)' – 치주조직이 상하거나 치아가 금
　가고 부러지는 현상.

'지도설(geographic tongue)' – 어린아이의 혀에 지도 모양의
    병변을 일으키는 질환.
'심상성 어린선(Ichthyosis Vulgaris)' – 피부가 넓게 건조해지고
    거칠어지며 물고기 비늘 모양의 인비늘이 생기는 피부
    질환.

알레르기 동반 유무

아토피 피부염은 알레르기의 존재 유무에 따라서
'내인성intrinsic 아토피 피부염'과 '외인성extrinsic아토피
피부염'으로 크게 구별할 수 있습니다. '내인성 아토
피 피부염'과 '외인성 아토피 피부염'의 임상 양상은
크게 다르지 않지만, 보통 '내인성 아토피 피부염'은
'외인성 아토피 피부염'에 비해서 시기적으로 늦게
나타나는 경향이 있습니다. 또한 '내인성 아토피 피
부염'은 남자보다 여자에게서 더 높은 비율로 나타나
는 것이 관찰됩니다.[4] 또한 '내인성 아토피 피부염'은

기관지 천식이나 알레르기성 비
염 등의 과거력이 없는 경우가 많
고, 음식물이나 먼지 또는 꽃가루

4_ 하지만 외인성 아토피 피
부염에서는 남녀의 성적
차이가 별로 나타나지 않
는다.

등에 대한 IgE 항체가 없으며, 혈청내 IgE 수치가 정상
인 경우가 많으며, 피부단자검사에서 음성negative 반
응을 보입니다. 이에 반해 '외인성 아토피 피부염'은
혈청내 IgE 수치가 200U/mL 이상이며, 음식물이나
먼지 또는 꽃가루 등에 대한 IgE 항체가 분명히 존재
하며, 피부단자검사에서 1가지 이상에서 양성positive
반응을 보입니다. 만일 혈청내 IgE 수치가 정상 소견
이지만 피부단자검사에서 양성 반응을 보이면 '중간
형' 아토피 피부염으로 분류하게 됩니다.

연령에 따른 특징적인 임상 양상

유아(생후 2개월~
만 2세 미만)

주로 얼굴과 머리 그리고 사지의 신측부[5]에 급성 양상의 병변이 발생하게 됩니다. 특히 음식물에 대한 알레르기가 매우 흔한 것이 특징입니다. 병증은 보통 얼굴 부위에 최초로 등장하게 되는데, 인설(비듬)을 동반하거나 또는 인설을 동반하지 않은 홍반성 반으로 나타나게 됩니다. 입가나 뺨 주위에 붉은 반점이나 구진이 발생하는 경우가 매우 흔하며 복수腹水를 동반한 습윤성 반점도 자주 관찰됩니다. 보통 2~6개월 사이에 증상이 출현하며 만 2~3세 사이에 약 50%의 환자들에게서 증상이 차츰 없어지게 됩니다. 염증이 심하면 반에 가피가 생기거나 습윤성으로도 나타날 수도 있습니다. 가피는 보통 노란색(황금색)으로 존재하게 되는데 이는 혈청과 각질이 섞여서 가피

5_ 관절이 바깥쪽으로 펴지
는 부분

를 형성하기 때문입니다. 두피 부위에도 증상이 나타
날 수 있는데 가장 가벼운 병증은 인의 형태로 발생됩
니다(두피에 나타나는 아토피 피부염을 지루성 피부염과
혼돈해서는 안됨). 아이들은 자제력이 별로 없기 때문
에 낮 시간 뿐 아니라 자는 와중에서도 계속 해당 부
위를 긁을 수 있습니다. 따라서 병변은 흔히 벗겨져
있고 딱지가 생기는 경우도 많은데, 이러한 찰상은 2
차 세균 감염으로 이어질 수 있기 때문에 매우 세심한
주의가 필요합니다. 황색포도상구균에 의한 감염이
가장 흔하지만 β-용혈성 연쇄상구균 감염도 발생할
수 있습니다.

TIP

지루성피부염

지성脂性 피부에 지루성 피부염이 주로 나타나고 건성乾性 피
부에 아토피 피부염은 흔히 나타나기 때문에 이들이 완전히 배
타적인 개념의 질환이라는 오해를 할 수도 있겠으나, 사실 동

일인에게서 두 질환이 함께 나타나거나 그 소인을 함께 가지는 경우도 종종 관찰할 수 있다. 기름성분을 좋아하는 호지성 진균인 'Malassezia균종'은 지루성 피부염 발생에 중요한 역할을 하며, 성인의 두경부 아토피피부염에서 유발 또는 악화항원으로 작용하는 것으로 보고되어 있다.

황색포도상구균 감염에 의한 병변은 황금색 가피를 형성하거나 습윤성 변화를 보이게 됩니다. 연쇄상구균 감염은 습진성 병변 주위에 홍반과 부종puffy surface 이 관찰됩니다.

소아(만 2세~ 12세 미만)

이 시기의 아토피 피부염은 주로 무릎과 팔꿈치의 접히는 부위(오금, 전주와)6)를 중심으로 해서 손목이나 발목 그리고 목이나 엉덩이 또는 얼굴에 소양증이 잘 나타나는데 아주 심한 경우에는 몸통과 사지의 비교적 넓

6_ 하지만 아주 드물게는 (유아기 때와 같이) 무릎과 팔꿈치의 신측부에도 아토피 피부염이 발생하는 경우가 있는데, 이런 경우를 일컬어 '역전성 습진

은 부위에도 함께 침범됩니다. 특히 밤중에 매우 심한 가려움증을 호소하여 수면이 방해되는 경우가 흔합니다. 우유나 계란 등에 대한 알레르기 반응은 조금씩 사

(아토피 피부염)'이라고 한다. 사실 이런 '역전성 습진(아토피 피부염)'은 아토피 피부염의 장기화되고 지속적인 경우에 해당되므로 예후가 불량하다.

라지지만 그 이외의 음식물이나 옷감 등에 대한 알레르기 경향은 증가합니다. 환자의 일부 중에는 손바닥과 발바닥이 두꺼워지거나 갈라지는 경우도 생깁니다. 또한 먼지나 꽃가루와 같은 환경에 의한 알레르기가 차츰 출현하기 시작합니다. 급성 병변은 홍반이 동반된 인설성 병변이나 가피성 또는 습윤성 병변으로 나타나며, 만성 병변은 사지의 피부가 두꺼워진 형태로 관찰되는 경우가 많습니다. 이를 '태선화'라고 하는데 특히 사지에서 발생되는 이 병변은 동양인과 흑인에게서 잘 관찰되며 치료에 대한 반응이 낮은 편입니다.

찰상이 흔하게 나타나며 2차 감염도 잘 발생됩니

다. 또한 귀 주위에 붉은 반점이나 균열이 동반되는 경우가 많습니다. 뺨 주위에서 쭉정이와 벼 모양의 인설을 수반하는 원형의 불완전 탈색소반 즉, 백색 비강진이 나타날 수도 있습니다. 붉은 반점 부위를 손가락으로 자극하면 1시간 이상 하얗게 변하는데 이를 '백색 피부묘기증'이라 부릅니다. 이 현상은 혈관의 이상 수축 반응에 의해 등장하는 것입니다. 이 때문에 긁는 과정에서 안면의 붉은 반점이 억제되어 오히려 안면이 창백하게 보이는 일도 생기는 것입니다. 아토피성 건성 피부atopic dry skin라고 하는 상태도 관찰할 수 있습니다. 이 증상은 피부 건조증과 함께 잘 나타나며, 쭉정이와 벼 모양의 인설도 현저하게 되고, 몸통 부위와 사지의 근위부는 소름이 돋았을 때처럼 모공이 뚜렷해집니다.

청소년(12~20세)과
성인(20세 이후)　아토피 피부염은 소아기 동안에
대부분 점차 호전되는 경과를 보이지만, 일부(약
10~15%)의 환자 중에서는 병변이 성인기까지도 계속
지속될 수 있습니다. 또한 소아기에 아토피 피부염이
존재했던 환자 중에서 수 년 동안 거의 완전히 좋아졌
던 피부 상태가 청소년기 이후 스트레스와 연관되어
재발되는 경우도 있습니다. 스트레스와 함께 계절적
변화(특히 7~8월과 12월)와 땀이 아토피 피부염의 '악
화 인자'로 많이 거론되고 있습니다. '유발 인자'들로
서는, '덥거나 땀이 나는 환경', '소파', '모직옷', '비
누 같은 지질용해제', '수영장의 소독용 염소', '햇빛
직접 노출', '자극적인 음식', '술', '곤충에 물린 상
처'가 유의성 높게 인정됩니다.

　사춘기나 성인기가 된 후 발진은 다시 상반신에서
뚜렷해지는 경향을 보입니다. 안면부를 비롯해서 목
앞쪽 그리고 흉부 위쪽과 전주와 부위가 특히 잘 침범

되는 부위입니다. '아토피성 홍안'이라고 하는 안면부에 매우 선명한 홍조현상이 나타납니다. 성인에게 얼굴 홍조가 특징적으로 드러나는 것은 흔히 장기간 스테로이드제를 반복적으로 사용했기 때문입니다. 얼굴 홍조는 치료에 잘 반응하지 않기 때문에, 청·장년기 아토피 피부염 환자가 사회생활을 하는데 큰 문제를 초래합니다.

유두 습진이나 수부 습진도 잘 동반되는데, 다른 부위의 발진은 치유되어도 손의 습진은 매우 오랫동안 잔존하는 경우가 흔하기 때문에 유의해야 합니다. 특히 소아기에 아토피 피부염을 경험했던 성인의 절반가량(45~50%)이 수부 습진을 경험하게 됩니다. 대부분 자극성 접촉성 피부염 형태로 드러납니다. 청·장년기 아토피 피부염 환자는 특히 직업에 따라 수부 습진이 발생하거나 악화될 가능성이 다른 사람에 비해 높습니다.

성인형 아토피는 소아기처럼 무릎과 팔꿈치의 굴측

부[7]에서 태선화된 반이 잘 관찰됩 7_ 피부가 접혀지는 부분
니다. 특히 눈썹과 주변 피부의
홍반이나 부종 및 인설이 동반되는 병변도 아주 흔하
게 볼 수 있는 임상 양상입니다. 아주 심한 경우에는
병변이 전신적으로 나타날 수 있으며, 홍반성 인설 및
태선화 병변이 드러날 수 있는데 이런 상태를 '홍피
증'이라고 부릅니다.

성인 아토피 피부염은 청소년기에 비해서 얼굴과
사지의 굴측부와 손이 가장 많이 침범되고, 얼굴과 사
지의 굴측부 병변은 대부분 치료에 잘 반응하지 않고
오래 지속되는 경향을 보입니다. 일부 학자들은 비듬
이 아토피 피부염을 진단하는데 있어 특이도는 낮지
만 민감도는 높기 때문에 아토피 피부염의 증상 중 하
나라고 제안한 바 있습니다.

연령과 무관한 임상 양상

대칭성

다른 내인성 피부 질환과 마찬가지로 아토피 피부염도 대칭적인 발진을 나타내는 경향이 높습니다. 이유는 아직 불명확한데, 최근 혈관 내 피세포에 있는 수용체가 대칭적으로 발현되기 때문이라는 가설이 제시된 바 있습니다.

또한 대부분의 병변은 유사한 임상 양상을 나타냅니다. 즉 습윤성 가피를 가지는 급성적 경향의 병변은 대개 대칭적으로 관찰됩니다. 비대칭적인 습진성 병변은 2차 세균 감염이 되었을 가능성을 의미합니다.

색조 변화

피부염증은 멜라닌 세포의 기능을 항진시키거나 저하시킬 수 있습니다. 따라서 아토피 피부염이 발생한 피부는 착색이 되거나 탈색이 된 임상적 소견을 보이게 됩니다. 이러한 색조 변화는 아토피 피부염이 호전된 후에 보다 확실하게 관찰할 수 있습니다. 호전되기까지는 보통 최소 수개월 이상의 기간이 소요되기 때문에, 저색소증이나 과색소증은 치료 후의 일반적인 피부 색조가 되기도 합니다.[8]

8_ 저색소성 변화나 과색소성 변화는 피부가 검은 인종에게서 보다 뚜렷하게 나타나게 되는데, 이는 멜라닌 세포가 염증 변화에 보다 민감하게 반응하기 때문이다.

목의 망상의 색소침착
(a reticulate pigmentation of the neck)

만성형의 아토피 피부염이 있는 성인의 목에서 망상의 과색소 침착이 아주 흔하게 관찰됩니다. 임상적으로는 목(특히 목의 전면부와 측면부)에 때가 낀 것처럼 나타나기 때문에 'dirty neck', 우리말로는 '때목'이라고 부르기도 합니다. 이런 형태로의 색조 변화는 급성 염증 반응이 호전된 후에 대부분의 환자에게서 나타나게 됩니다. 아토피 피부염이 장시간동안 호전

상태를 잘 유지하게 되면 이런 색조 변화는 서서히 소
실되어 갑니다.

특수한 부위의 임상 양상

아토피 피부염의 병증은 전형적인 호발 부위의 침
범 유무 상황에 상관없이 특별한 위치에서도 발생할
수 있습니다. 대개 이런 특별한 부위는 입술과 발바닥
그리고 유두와 유륜9)입니다. 만일 굴측 부위에 전형

9_ 유두(乳頭) 주위의 둥글고
흑갈색인 부분

적인 태선화 병변이 존재하는 경
우라면 특별한 위치에 발생된 병
변도 아토피 피부염의 임상 양상으로 생각할 수 있지
만, 특별한 위치에만 병변이 나타난 경우라면 아토피
피부염에 해당되는 양상의 하나라고 판단할 수 없습
니다. 특별한 부위에만 아토피 피부염 증상이 나타난
경우, 가족적인 배경과 상관성이 높은 것으로 알려져
있습니다.

구순염(cheilitis)

구순염은 아토피 피부염에서 가장 특징적인 보조적 증상 중 하나입니다. 대부분 상구순의 만성적인 표피 탈락에 의해 유발되는데, 윗입술은 물론 아랫입술도 함께 침범하거나 입주위에도 발생하는 경우가 드물지 않습니다. 건조한 입술은 아토피 피부염 환자들에게서 매우 흔하게 관찰할 수 있으며 심한 경우에는 입술이 벗겨지고 갈라집니다. 만성적인 경과를 보이는 경우에는 염증 때문에 입술이 두꺼워지기도 합니다. 환자들은 건조하고 쓰라린 입술을 촉촉하게 만들기 위해 핥는 습관이 있는데 이런 습관은 사실 증세를 더욱 악화시키기 때문에 주의가 필요합니다. 또한 입술 주변에 과색소 침착이 구순염과 함께 나타날 수 있습니다.

귀 주위의 습진 양상

귓바퀴의 아래쪽과 뒤쪽에 홍반

이나 인설이 관찰되거나 갈라지는 병변이 관찰되는 것은 아토피 피부염에서 흔히 동반되는 임상적 양상입니다. 특히 중증 아토피 피부염 환자들에게서 더욱 흔하게 관찰되기 때문에 아토피 피부염의 중요한 임상 증상으로 제안하는 학자들도 많이 있습니다. 대부분 하이개infraauricular와 후이개postauricular의 균열을 의미있는 증상으로 간주하지만, 상이개 균열도 드물지 않게 나타납니다.

가슴에 발생하는 습진(유두습진)

주로 15~30세 여성의 양측 유두부에 호발하는 특징이 있습니다. 유륜 주위에 소양증과 가피 그리고 인설이 동반되는 병변이 흔히 관찰되는 소견입니다. 대부분의 유두습진nipple eczema은 대칭적으로 나타납니다. 이런 가슴 부위의 습진 양상은 젊은 성인 여성에서 아토피 피부염의 단독 양상으로 잘 나타날 수 있습니다.

유년기 족장부
피부염(juvenile
plantar dermatitis)
이를 '아토피성 동계 족atopic
winter feet'이라고 부르는 경우도
있는데, 병변이 주로 겨울철에 심하게 나타나기 때문
입니다. 소양감은 별로 없는 것이 특징이며, 심각도
측면에서도 마일드한 경과를 흔히 보이고, 홍반이나
인설 또는 동통성 균열의 양상이 주로 나타납니다.

발바닥의 원위부 1/2과 발가락의 발바닥쪽 표면에
집중적으로 발생되는 아주 독특한 임상 경과를 보입
니다. 8~16세에 흔히 발생되며 남자 아이들에게서 조
금 더 자주 나타납니다. 피부 표면에 균열과 인설을
동반하며 약간 반짝거린다는 느낌을 받는 경우가 많
습니다(이럴 경우 '반짝이는 발shiny foot'이라고 호칭하기
도 합니다). 체중이 더 실리는 부위인 발바닥 쪽에 호
발하며, 유사한 병변이 손가락이나 손바닥 주위에 발
바닥과 함께 또는 단독으로 나타나기도 합니다. 손가
락이나 손바닥에 나타나는 경우 '수장부 피부염'이라

고 합니다. 대개 청년기가 지나면서 좋아지는 경향을 보이지만, 체질적으로 땀이 많은 경우이거나 과도한 발한을 유발하는 격한 운동을 자주 하는 경우 또는 플라스틱 제품을 발에 착용하면 악화되거나 지속됩니다. 또한 지속적으로 물을 접촉해야 하는 업무를 하거나, 물장난을 많이 하거나 흙장난을 많이 하는 환경에서도 악화되는 케이스가 많습니다.

수부 습진
(hand eczema)

수부 습진은 아토피 피부염 환자의 70~75%에서 나타나는데, 아토피 피부염의 중요한 보조적 진단 기준 중의 하나입니다. 임상적으로는 흔히 손등과 손바닥에 나타나는데, 손등의 관절 부위에서 발생하는 대칭적인 만성 태선화 병변이 가장 흔한 형태입니다. 손바닥에 병변이 침범된 경우에는 지문이 없어지거나 손금이 뚜렷해지는 경향을 보입니다. 소아기에는 특히 손등 쪽으로 아토피 피부염이 잘 침범하는데, 성인기까지 지속되거나 오랜 시간 동안 호전 상태를 잘 유지하다가 갑자기 성인기 이후에 재발되는 경우도 있습니다.

기 타

| 모공각화증(keratosis pilaris) |

'모공 각화증'은 과도한 각질 형성에 의해서 모공 입구가 막혀서 발생하는데, 주로 상완부 외측(물론 허벅지 앞쪽이나 둔부 및 등의 윗부분에도 발생 가능함)에 거친 구진의 양태로 잘 나타납니다. 아토피 피부염과 밀접한 연관성을 가지고 있습니다. 추운 계절에 보통 악화되며 날씨가 따뜻해지면 좋아지는 것이 보통입니다.

| 잔금이 많은 손바닥과 발바닥(hyperlinear palm/sole) |

건조한 피부와 직접적인 연관이 있으며, 아토피 피부염에서 각질세포 사이의 결합능력 장애를 의미하는 임상적 양상에 해당됩니다. 이것은 '모공 각화증'과

함께 아토피 피부염에서 진단적 가치가 비교적 높은 보조 증상 중 하나에 속합니다.

| 소구진성 발진(micropapular eruption) |

아토피 피부염이 있는 흑인 소아 환자에서 체간부(특히 배)에 잘 나타나는 소견입니다. 이는 습진성 변화는 아니며 소양증도 없습니다.

| 피부 창백 현상(skin pallor) |

피부 창백 현상은 안면부에 나타나는 비정상적인 혈관 반응에 기인합니다. 아토피 피부염 환자의 경우 피부 표면의 혈관 수축과 연관된 창백한 피부를 갖는 경우가 흔합니다. 이는 추위에 대한 감수성이 증가하여 혈관이 수축되는 것과 연관이 있다고 추정됩니다. 더불어서 아토피 피부염 환자들은 임상적으로 손이 차가운 경우가 매우 많은데, 이것 역시 추위에 대한 높은 감수성과 연관되는 소견입니다.

이와 같은 양상들이, 전경부 주름anterior neck fold나 두피 인설 및 이마 태선화, 그리고 눈 주위의 어두운 색소 변화와 성기부 습진 등과 함께 아토피 피부염에서 매우 잘 드러납니다.

atopy

어떻게
치료할까?

아토피 피부염

아토피 피부염은 표리간병(表裏間病)

아토피 피부염은 학문적으로 깊이 알지 못하는 일반인들이 언뜻 보았을 때에는 당연히 표병(表病: 피부병)으로만 생각하기 쉽습니다. 또한 아토피 피부염에 대한 공부를 학부 시절에만 잠깐 동안 수행한 일반 보건의료관련 종사자들이 생각하기에는 리병(裏病: 면역계와 신경계 및 내분비계 등을 모두 포함한 오장육부가 매우 복잡하게 상호 관련되어 있는 내과적 질환)으로 그 병의 위상을 생각하기 십상입니다.

그러나 실제 아토피 피부염 환자들을 오랫동안 임상에서 많이 접하고 관련 문헌들을 실제 임상 케이스와 꾸준히 비교하면서 고민하고 검토한 경험 많은 아토피 피부염 전문가들의 입장에서 보면, 아토피 피부염은 표병이기도 하고 리병이기도 하지만, 표병만도 아니고 리병만도 아닙니다. 이것은 말장난도 아니고 선문답도 아닙니다.

선천적이고 유전적인 요인들을 포함하여 각종 후천적이고 환경적인 요인들(유발 인자나 지속 인자 또는 악화 인자 등)에 상시 노출되어 있는 민감하고 예민한 피부와 체질을 가진 신체 내부는 '면역학적 불안정'이 잘 유도되는데, 이런 '면역학적 불안정' 상태가 매우 복잡한 여러 가지 경로들을 거쳐서 비로소 겉(표: 表)에 증상적으로 드러나게 됩니다.

일단 이렇게 피부(겉)에까지 증상이 표현되어 나타난 상황에서라면 당연히 그에 대한 합당한 증세 완화 치료와 재발 및 확산 방지를 위한 예방 및 관리가 전문가들에 의해 진행되어야 하는데, 초기에 이와 같은 적극적인 움직임이 없고 '시간이 지나면 저절로 좋아지겠지'라는 안이한 생각이 마냥 지속되는 경우 내부적으로는 다시 면역학적 교란이 더욱 증폭되어서 점점 더 증세가 심해지고 범위가 확산되는 것과 같은 악순환에 빠지게 되는 것입니다.

이런 의미에서 아토피 피부염은 겉(피부)과 속(특히 면역계)이 함께 복잡하게 병리적으로 얽혀있는 표리상잡表裏相雜된 〈표리간병表裏間病〉이라고 정확하게 그 병의 위상을 이해하고 그에 따라서 상황에 맞게 치료적인 접근을 해야만 비로소 그 해결의 실마리가 찾아질 수 있는 것입니다.

따라서 아토피 피부염의 한의학적 치료에서는 겉(피부)과 속(특히 면역계) 모두 같은 비중으로 중요하게 다루어져야 하는 것이지, 표병만 중요하다 또는 리병만 중요하다고 이야기하는 것은, 아토피 피부염 환자의 치료는 물론 삶의 질까지도 함께 고려하는 입장에 서라면 별로 바람직하지 못한 편향적 태도라고 할 수 있겠습니다.

한의학에서는 수천 년 동안 '눈에 보이는 당장의 효과는 덜하더라도 장기적이고 지속적인 건강상의 긍정적 변화를 이끌어내는 '체질개선'에 중심을 둔 〈근본적 치료〉'와 '환자가 당장 불편해하는 증상과 고통스러운 상황을 최대한 빨리 완화시키고 종결시켜 주기 위한 〈증상 개선 치료〉에 대한 헤아릴 수 없이 많은 방법들과 다양한 이론들을 강구해 왔습니다. 따라서 이에 대한 종합적이고 균형잡힌 활용이 필요합니다.

한의학적인 〈증상 개선 치료〉는 우리가 흔히 '양약'이라고 부르는 다국적 제약회사에서 대량으로 만든 인공 합성 화학 약물들(특히 항생제와 항진균제 및 각종 스테로이드 제품)과 같이 농가진을 비롯한 2차 감염 상황, 특히 응급 상황에서 즉각적으로 일단 증상을 개선시켜 줄 수 있는 방법과 비교했을 때에는 그 증상 완화의 속도 측면에서는 도저히 견줄 수가 없겠습니다. 그러나 당장은 낫는 듯하다가 재발되기를 수 없이 반복하기 때문에 상당히 장기적인 치료와 관리가 필요한 아토피 피부염의 임상 현장에서 간헐적으로라도 증상 완화를 위해 한약 치료와 더불어 양약을 그 때 그 때 상황을 봐서 사용토록 용인해야 하는지는 필자의 오랜 고민이기도 하였습니다.

특히 아직 나이가 어린 아토피 피부염 환자의 부모님(보호자)들은 일단 아이가 매일 밤 괴로워하며 고통으로부터 하루빨리 벗어나고자 하는 마음이 너무도 절실하기 때문에 그들에게 '한의학적 치료는 근본적인 체질개선을 이루는 방법이니까 시간적 여유를 가지고 좀더 참고 기다려 달라'고 하면서 아이들의 당장의 고통을 무책임하게 외면할 수만은 없었습니다. 따라서 필자는 적어도 아토피 피부염의 임상적 상황에서는 근본적인 치료도 물론 매우 중요하지만, 증상개선 치료 역시 같은 비중으로 중요하게 취급되어야 한다는 생각을 매번 강조하고 있는 것입니다. 여러 가지 침구요법 및 한방 외용제(소양증 완화를 위한 한방목욕제제 및 한방 로션이나 한방 연고류 및 아로마 제품 등)들이 현재 굉장히 많이 개발되어 있지만, 양약의 속효성에 어느 정도 버금갈 수 있는 한의학적 개선 방법들이 더욱 많이 연구되고 개발되기를 기대합니다.

아이에게 **물**을 많이 먹여라

음양학설로 인체를 거시적으로 설명한 전통 한의학
에서는 아이들을 '순양지체純陽之體'라고 표현하였는
데 이는 어른들에 비해서 소양지기少陽之氣의 과잉 활
성화 의미로 해석할 수 있을 것입니다. 즉, 음의 기운
이 양의 기운에 비해 매우 적어서 양의 기운이 적절하
게 통제되지 못하고 외부로 불가피하게 발산된다는
사실을 함축적으로 표현한 것입니다. 아토피 피부염
을 가진 성인도 물을 충분히 많이 먹는 것이 악화 방지
및 호전 반응 유도에서 매우 중요하지만, 성인 아토피
피부염 환자들의 경우에는 물을 충분히 지속적으로

먹더라도 소아에 비해서는 뚜렷한 호전 반응으로 나아가는 비율이 상대적으로 적기 때문에 제목에서는 소아 환자들로 한정지어서 서술하였습니다.

이는 생리적인 측면과 병리적인 측면 모두에서 우리에게 모두 잘 드러날 수 있습니다. 예를 들면 아이들에게 다음과 같은 증상이 많이 나타납니다.

1. 약간의 감염에도 쉽게 열이 잘 남.
2. 먹고 소화시키는 것에 비해서 활동량이나 움직임이 아주 많음.
3. 쉽게 화를 내고 흥분을 잘하며, 적정한 온도에서도 자꾸 시원한 곳으로 이동하려고 함(특히 잘 때).
4. 옷을 거추장스러운 듯이 자꾸 벗으려 하고 차가운 것을 즐겨 먹으려 함.
5. 양의 기운이 많은 아빠보다는 음의 기운이 많은 엄마를 우선시함.

6. 새로 접하는 음식에 두드러기가 잘 일어나며, 새로운 환경에 대해 스트레스를 많이 받고 적응 시간도 오래 걸림.

7. 통증에 더욱 민감한 반응을 보이며, 별로 심하게 가려울 것 같지 않은 마일드한 피부 소견에서도 매우 간지러워하고 괴로워하며 손톱으로 피가 나도록 빡빡 긁게 되는 경우가 많음.

아토피 피부염의 증상 유형과 원인적 상황은 너무나도 다양하기 때문에 이를 한마디 용어로 총괄하여 언어적으로 짧게 표현하는 것은 매우 무모한 욕심일 수 있겠습니다. 그러나 필자는 거칠게나마 〈음허열陰虛熱〉이라는 한의학적 용어를 동원하여 한의학적인 병리 기전을 간단히 설명해 보려고 합니다.

한마디로 아토피 피부염은 음의 기운이 매우 부족하여 양의 기운을 적절하게 제어하지 못하기 때문에 발생하는 참기 힘든 소양증(특히 야간)을 중심으로 한

일련의 발양적 반응이라고 그 병리 기전을 한의학적으로 설명할 수 있습니다.

즉, 필자가 반복적으로 강조하는 것은 통제되지 못하고 있는 양적 기운을 가라앉히는 것도 중요하겠지만, 보다 근본적인 방법인 음적 기운을 보강해 주는 것도 재발 방지 및 증세 완화를 위해서 반드시 필요하다는 점입니다.

위에서 잠깐 언급한 것처럼 필자는 임상에서 아토피 피부염 체질을 가진 아이들의 어머님들께 아이들에게 반드시 시행해 줄 가장 중요한 집에서의 섭생 관리법으로서 '맹물을 충분히 마시도록 지도하라'는 얘기를 매우 반복적으로 강조하고 실천 사항을 지속적으로 체크하고 있습니다. 이는 위에서 설명한 한의학적 치료 원리에 기반을 둔 섭생법이면서도, 아토피 피부염의 급성기에는 들뜬 피부 열을 가라앉게 하여 가려움증을 감소시켜 주며, 만성기에는 피부 장벽 기능 이상을 조절하고 보습을 강화하여 근본적으로 1차 면역기능을 튼튼하게 하는 중요한 면역학적 의미도 함께 담겨 있는 것입니다.

더불어서 물을 충분히 많이 공급해 주는 것은 '독소 배출(디톡스)을 통한 신체 정화'라는 측면에서도 매우 중요하기 때문에 한마디로 '충분한 물 공급'은 '아토피 피부염 치료의 알파요, 오메가다'라고 단정적으로 표현할 수 있을 정도입니다.

치료 위주의 관점보다는
예방 위주의 관점 전환이 시급!

아토피 피부염은 일단 전문가에 의한 치료적 개입이 동원되어야 할 정도로 증세가 어느 정도 나타나게 되면 아무리 경미한 심각도를 가진 임상 케이스라 하더라도 최소한 2~3개월 정도는 기본적으로 경과 관찰 및 치료를 해야 합니다. 또한 최소한 1~2년 이상 꾸준하게 치료를 받아야 하는 경우도 매우 많은 상황이기 때문에 이 과정에서 발생되는 의료비용 및 수반되는 사회적 비용 그리고 부모와 아이의 엄청난 정신적 고통 등을 생각했을 때 다른 어떤 것보다도 예방적 관리

위주의 관점 전환이 필요한 병증이라고 강조하고 싶습니다.

특히 아이를 임신하기 전, 평상시 양생과 함께 아이를 뱃속에 임신했을 때의 부모로서의 몸가짐과 마음가짐 관리를 매우 중시해왔던 동양의 전통적인 사고 및 행동 원리가, 아토피 피부염의 예방에서 빌려 올 수 있는 여러 문명권의 지혜 중에서도 상당히 핵심적인 위치에 놓일 수 있을 것으로 생각합니다.

특히 1800년(정조 24년)에 우리나라에서 발간된 〈태교신기胎敎新記〉라는 책에서는, 어머니가 열 달 동안 태중에서 아이를 교육하고 섭생하는 일이 출산 이후 10년 동안 아이를 교육하고 섭생하는 일보다 훨씬 더 결정적인 영향력을 발휘한다고 하면서 많은 주의 사항과 권장 사항을 일목요연하게 정리한 바 있습니다.

그 중에서도 아토피 피부염 예방 뿐 아니라 아이의 심성 및 교육에서도 어느 정도 의미를 찾을 수 있는 사항을 거론하자면 다음과 같은 것들을 들 수 있으니 아이의 교육과 건강에 모두 관심이 있는 부모님들에게 좋은 참고가 되었으면 합니다.

① 임산부가 될 수 있으면 보고 듣지 말아야 할 것

굿거리나 삿된 노래 또는 광대 놀이나 곡예 놀이처럼 자극적이고 사람을 놀라게 하는 놀이, 전염성 질환을 앓고 있는 사람, 물난리나 화재 또는 집이 붕괴되는 것과 같은 재해에 대한 이야기, 깊이 병들어 있는 병약한 상태의 짐승이나 지저분하고 애처로운 벌레에 대한 이야기, 사람이 많이 모이는 시장에서 제멋대로 지껄이고 떠드는 것, 술주정과 욕설 행위, 상갓집 등에서 들리는 처량하고 서러운 울음소리, 서로 희롱하거나 서로 다투는 것, 누군가를 죽이거나 해롭게 하는 것 등

② 임산부가 절대적으로 삼가야 하는 행위

사람을 해치는 일, 산 것에 대해서 상처를 주거나 죽

일 뜻을 품는 행위, 남을 속이는 행위, 지나치거나 부당한 욕심, 도둑질, 타인을 헐뜯고 시기하고 질투하고 증오하는 행위, 마음에 상처를 주는 모진 소리나 거친 말, 화내는 것, 입을 삐죽거리는 행위 등

③ 임산부가 늘 주의하고 조심해야 할 일

옷을 너무 덥게 입지 말 것, 너무 배부르게 과식하거나 밥을 먹고 바로 잠을 자지 말 것, 더럽거나 차가운 곳에 앉아있지 말 것, 유독하고 불쾌한 냄새를 맡지 말 것, 힘들다는 핑계로 누워만 있으려고 하지 말고 종종 천천히 걸을 것, 밤중에 문밖으로 나가지 말 것, 비바람이 심하게 불 때에는 될 수 있으면 외출을 삼갈 것, 높은 곳이나 깊은 곳과 같은 위험한 곳에 다니지 말 것, 무거운 것을 들지 말 것, 너무 일을 많이 해서 몸을 상하게 하지 말 것, 약을 함부로 먹지 말 것, 한쪽 발에 힘주어 서지 말 것, 힘들다고 기둥에 의지하여 서 있지 말 것, 급히 뛰어 다니거나 서두르지 말 것, 엎드려서 있지 말 것 등

④먹어서는 안 되는 음식

　술, 삐뚤어진 모양의 과일, 벌레 먹거나 썩은 음식, 냄새나 빛깔이 좋지 않은 것, 설익은 음식

환자의 생활과 환경을 살펴라

아토피 피부염 자체가 아니라, 아토피 피부염이라는 병증을 현재 가지고 있는 사람에 대한 생활과 환경적인 요건의 파악이 필요합니다. 그것은 환자의 체질적 편향성 및 신체적인 불균형, 스트레스 상황에 대한 반응의 개별적 특성들과 결부되는 사항이므로 먼저 고려하는 것이 매우 중요한 치료적 관건임을 인식해야 합니다.

이런 관점은 사실 아토피 피부염뿐만 아니라, 존재하는 모든 질병에 적용되는 한의학에서의 특징적 견해입니다. 특히 아토피 피부염, 알레르기 비염 또는 기관지 천식이나 만성 두드러기 등과 같은 면역학적 불안정이 우선적으로 제어되어야 양호한 치료적 성과를 보이는 질병들에서는 더욱 특별하게 강조되어야 하는 부분이라고 할 수 있습니다.

한의학에서는 사람은 저마다 백인백색百人百色, 만인만색萬人萬色의 개별성과 고유성을 가지고 있고 이에 기반한 치료적 접근을 강조하고 있기 때문에, 똑같은 오장육부와 비슷한 체형 조건을 가진 사람들이 각각 유사한 심각도와 증상 패턴의 소견을 보인다 하더라도, 기초적인 저항력의 정도, 면역학적 개성, 생체적 반응 양상 그리고 체질적 특이성에 따라서 상이한 치료 계획과 처방 설계가 이루어지게 되는 것입니다. 병명 위주의 일대일 대응 함수식의 단순하고 획일적인 접근법은 지양되어야 합니다.

인체 외부에 있는 통제하기 힘든 원인에 주목하기보다는, 인체 내부에 있는 통제 가능한 요소를 발견하고 이를 조절하는데 힘써왔던 한의학적 전통이 결국

[맞춤 의학]이라고 하는 21세기의 현대적 의학 조류와 새로운 방식으로 소통하고 조우할 수 있을 것이라고 예상해 봅니다.

8가지 먹거리 관리 원칙

아토피 피부염을 가진 아이들의 경우 '먹거리 관리'가 아토피 피부염의 증세 완화 및 장기적 체질 개선에서 결정적으로 중요한 요소입니다. 만 5세 미만의 경미한 아토피 피부염을 가진 아이라면 식이요법만 열심히 진행해 주어도 증세가 훨씬 좋아질 수 있습니다.

①알레르기 체질이 의심되는 아이라면 최소 6개월
   이상은 모유를 먹이도록 한다.

　모두가 다 아는 이야기인데 대부분이 제대로 실천
하지 못하는 부분입니다. 부모 중 한 분 이상이 현재
알레르기 증상이 나타나고 있거나 알레르기 경향성
이 있고 과거에 알레르기 질환으로 고생한 과거력이
있는데 태어난 아이에게 태열이 약간이라도 나타났
다면 모유를 될 수 있으면 오랫동안 먹이는 것이 매
우 중요합니다. WHO(세계보건기구)에서는 최소
12~24개월 동안의 지속적인 모유 수유를 권장하고
있습니다.
　분유는 모유보다 소화흡수가 잘 안 될 뿐만 아니라
미숙한 아이들의 장에서 알레르기의 원인 물질이 되는
경우가 흔하므로, 아토피 피부염의 예방 차원에서라도
가급적이면 반드시 모유를 먹이도록 해야 합니다.

②모유 수유를 할 때에는 어머님도 먹거리에 매우 주의를 기울여 주어야 한다. (부록 참조)

단순히 모유를 열심히 먹인다고 해서 100% 아토피 피부염을 예방할 수 있는 것은 아닙니다. 모유만 먹었던 아이라도 아토피 피부염으로 이행되는 경우가 드물지 않은데, 이것은 모유 자체의 성분 문제 때문이라기보다는 어머님이 평소에 먹었던 안 좋은 음식에서 기인하는 경우가 대부분입니다.

아이에게 알레르기를 일으킬만한 음식을 모유 수유를 시행하는 어머님이 자꾸 먹게 되면 그 음식의 유해 성분이 모유를 통해서 아이의 몸속으로 들어가서 아토피 피부염을 일으킬 가능성이 커지게 됩니다.

③이유식은 태어난 지 6개월이 지난 후부터 시작하는 것이 좋다.

이유식은 보통 생후 4개월 정도에 시작하는 것이 일반적이지만 아토피가 있는 아이라면 이유식 시작 시기를 조금 늦추어서 잡는 것이 바람직합니다. 너무 일찍 이유식을 시작하면 아이가 아직은 소화 기관이 미숙한 상태이고, 장을 지켜주는 IgA[8]라는 면역 물질을 충분히 만들어낼 수 없기 때문에 '음식 불내성food intolerance' [10] 증상이 쉽게 나타나고 더불어서 아토피 피부염이 유발되거나 악화할 확률이 높아지게 됩니다.

10_ '음식 불내성 (food intolerance)'은 면역학적 관용(Immunologic tolerance)이 충분히 이루어지지 못한 상태'라고 해석할 수도 있다.

④ 이유식이나 유아식의 재료는 한 가지씩 서서히 늘려가야 한다.

우선 이유식은 아무 것도 넣지 않은 흰 쌀죽이나 쌀미음으로 시작하는 것이 좋습니다. 일주일 동안 먹인 다음에 별다른 이상이 없다면 당근, 시금치, 감자 등의 재료를 한 번에 한 가지씩 첨가합니다. 한 가지 재료를 넣은 뒤 같은 죽을 일주일 정도 먹여보고 경과를 자세히 살펴본 후 재료를 다시 첨가하는 방식으로 진행해야 하는데, 이렇게 해야 아이가 어떤 음식물에 알레르기 반응을 보이는지 감별할 수 있습니다. 또한 '이유식 일기'를 쓰는 것이 좋은데, '이유식 일기'를 꼼꼼하게 작성해두면 아이에게 아토피 피부염이 생겨서 나중에 병원에서 진료를 받을 때 많은 도움이 될 수 있습니다.

⑤ 고기는 물론 채소나 과일도 될 수 있으면 익혀서 먹인다.

삶고 찌고 데치는 것처럼 열을 충분히 가해서 익히면 식품의 단백질 성분이 변화해서 아토피 피부염을 비롯한 알레르기 증세를 훨씬 덜 일으키기 때문에 아토피 피부염이 있는 경우에는 고기를 포함해서 될 수 있으면 채소나 과일도 처음에는 익혀서 먹는 것이 안전합니다.

⑥몸을 덥게 하는 음식은 가급적 피한다.

기름진 음식, 달걀, 밀가루 음식, 조미료나 향신료는 아토피 피부염에서 일반적으로 피해야 할 대표적 음식들로 꼽힙니다. 한의학에서는 이런 음식들을 몸의 면역반응을 예민하게 일으키거나 몸을 과잉 항진 상태로 만들어서 아토피 피부염을 잘 일으키는 식품으로 해석하고 있습니다.

TIP

체질별 권장 음식과 체질별 유해 음식

(1) **태양인에게 이로운 음식:** 밀(냉면), 새우, 조개류(굴·전복·소라·홍합), 게, 해삼, 붕어, 문어, 오징어, 순대, 나물, 솔잎, 포도, 머루, 다래, 키위, 김, 앵두, 모과

(2) **태양인에게 해로운 음식**: 비교적 기름기가 많거나 맵고 자극적인 음식

(3) **소양인에게 이로운 음식**: 보리, 팥, 녹두, 참깨, 참기름, 돼지고기, 계란, 오리고기, 생굴, 해삼, 멍게, 전복, 새우, 게, 복어, 잉어, 자라, 가물치, 배추, 오이, 가지, 상추, 우엉, 호박, 죽순, 씀바귀, 질경이, 수박, 딸기, 참외, 바나나, 파인애플, 생맥주, 빙과류

(4) **소양인에게 해로운 음식**: 고추, 생강, 마늘, 파, 후추, 카레, 닭고기, 개고기, 노루고기, 우유, 꿀

(5) **태음인에게 이로운 음식**: 밀, 밀가루, 콩, 율무, 기장, 수수, 강냉이, 고구마, 땅콩, 현미, 두부, 쇠고기, 우유, 치즈, 버터, 명태, 조기, 명란, 청어, 대구, 뱀장어, 미역, 다시마, 김, 무, 당근, 더덕, 도라지, 연근, 마, 버섯, 토란, 콩나물, 밤, 잣, 호두, 은행, 배, 살구, 매실, 자두

(6) **태음인에게 해로운 음식**: 닭고기, 돼지고기, 개고기, 마늘, 후추, 꿀, 계란, 사과, 커피

(7) **소음인에게 이로운 음식**: 찹쌀, 좁쌀, 차조, 감자, 닭고기, 개고기, 노루고기, 참새, 염소고기, 양젖, 명태, 조기, 도미, 멸치, 미꾸라지, 고등어, 뱀장어, 시금치, 양배추, 미나리, 쑥갓, 냉이, 파, 마늘, 겨자, 후추, 양파, 아욱, 부추, 사과, 귤, 토마토, 복숭아, 대추

(8) **소음인에게 해로운 음식**: 돼지고기, 냉면, 수박, 참외, 우유, 계란, 오징어, 밀가루음식, 라면, 보리, 생맥주, 빙과, 녹두

– '사상 체질 의학'의 이제마 선생의 제자들이 발표한 관련문헌 정리 –

⑦ 영양의 균형을 맞춰가며 먹인다.

아토피 피부염에 좋지 않다고 알려진 식품을 대체 식품 없이 무조건 먹이지 않는다면 영양 불균형을 초 래하기 십상입니다. 매일 같은 음식이나 아토피 피부 염에 좋다는 음식만 먹이면 오히려 알레르기를 일으 키게 되므로 최대한 다양한 먹을거리를 마련하는 것 이 좋습니다. 위에서 설명한 것처럼 처음부터 혼합된 재료를 사용하는 것이 아니라면 아이가 알레르기 반 응 없이 먹을 수 있는 식품으로 선정해서 가급적 다 양한 식단을 마련해 주는 것이 좋습니다. 이 부분은 특히 상대적으로 키 성장률이나 체중 성장률이 저조 한 허약아들에게 아토피 피부염이 발생한 경우에 중 요합니다. 전문가의 조언을 받아서 아토피 피부염을 악화시키지 않으면서 성장에도 문제가 되지 않을 수 있는 균형 잡힌 영양 공급을 시행해 주는 것이 필요 합니다.

⑧ 침이나 흘린 음식은 얼른 닦아준다.

우유나 음료수, 음식물 흘린 것이 피부에 오래 붙어 있게 되면 아토피 피부염을 일으키는 원인이 될 수 있습니다. 음식을 먹고 많이 흘리는 시기에는 턱받이를 꼭 사용하고 국물이 옷 속으로 흘러들어가거나 음식이 팔에 묻지 않도록 주의하는 것이 필요합니다. 입 주위에 음식물이 묻으면 그대로 두지 말고 즉시 물로 닦아내는 것이 가장 좋고, 수건으로 닦을 때는 젖은 수건을 사용해 톡톡 두드리듯 닦아내 주는 것이 좋습니다. 화장지는 피부와의 마찰이 커서 아토피 피부염이 있는 아이에게는 사용하는 것이 별로 좋지 않고, 혹시 화장지로 닦은 후라면 잊지 말고 보습제를 발라주는 것이 좋습니다.

생활 요법으로 치료하기

　①실내 습도는 50~55%, 실내 온도는 18~22도 사이로 항상 일정하게 유지해 주는 것이 좋습니다. 필자는 이를 '생활 환경에서 항상성을 잘 유지해야 한다'고 달리 표현하기도 합니다. 아토피 피부염을 가진 아이의 피부는 습도와 온도 변화에 민감하게 반응하는 경향이 있으므로 습도와 온도의 급격한 변화는 아토피 피부염 상태를 악화시키거나 재발을 유도하는 요인이 됩니다. 계절 변화에 따른 외부 환경은 통제할 수 없다고 하더라도 적어도 실내 주거 환경에서만은 항상성을 꾸준하게 유지하도록 노력해 주어야 합

니다. 또한 온도 변화가 매우 심한 환절기나 너무 춥거나 더운 환경에는 가급적 노출되지 않도록 주의해야 합니다.

②아이의 피부가 항상 건조해지지 않도록 만들어주는 것이 매우 중요합니다. 피부 건조 현상을 예방하기 위해서 목욕 직후 피부가 완전히 마르지 않은 상태에서(3분 이내) 피부 연화제 도포를 습관화 시킬 필요가 있습니다. 주의할 것은 알코올을 함유하고 있는 로션 제제의 경우에는 피부 수분을 오히려 증발시키기 때문에 함부로 발라서는 곤란하겠습니다. 또한 겨울철이나 봄철에는 건조한 공기의 영향 때문에 아이 피부가 더욱 건조해져서 가려움증과 피부 병변이 악화하기 쉽습니다. 그러므로 이런 계절에는 더욱 피부 보습 관리에 깊은 관심과 세심한 주의가 필요합니다. 여름철에는 땀이 많이 나게 되는데 땀이 나면 피부 자극이 가해져서 가려움이 심해지므로 아이가 땀을 흘리

면 곧바로 깨끗하게 물로 씻어주는 것이 좋겠습니다. 아토피 피부염을 가진 아이들에게는 단순 포진이나 사마귀 또는 물사마귀 같은 바이러스 감염과 곰팡이 감염 또는 세균 감염에 의한 농가진이 잘 생깁니다. 또한 벌레에 물려도 크게 붓거나 많이 가려워하고 잘 낫지 않고 또 잘 덧나는 등 과민 반응이 잘 나타납니다. 한마디로 아토피 피부염 이외에도 각종 피부과적 증상이 아주 흔히 수반될 가능성이 크기 때문에 이런 기타 피부질환이 생기면 함께 빨리 치료해 주도록 해야 합니다.

③아이가 땀을 너무 많이 흘리지 않도록 주의해야 합니다. 아토피 피부염 환자들의 경우 가벼운 운동이나 심리적 스트레스 또는 통기가 잘 안 되는 옷에 의해서도 쉽게 땀이 나며 그 땀에 의해서 다시 피부 자극을 받게 되어 간지러운 증상이 잘 유도되기 때문입니다.

④아토피 피부염을 가진 아이의 의복은 피부 자극이 거의 없고 땀을 잘 흡수하며 통풍이 잘되는 면제품을 입히는 것이 좋습니다. 모직물이나 합성섬유로 만든 의류는 가려움증과 피부 자극을 유발할 수 있으므로 가급적 피하는 것이 좋습니다. 새 옷을 샀을 때에는 옷에 묻어 있는 화학 물질 성분을 없애기 위해 먼저 한번 빨아서 입히도록 합니다. 빨래를 할 때 표백제는 될 수 있으면 사용하지 않도록 하고, 빨래 후에는 옷에 세제가 남아 있지 않도록 충분히 잘 헹궈줍니다. 또한 타이즈나 스타킹과 같이 몸에 밀착되는 꽉 끼이는 옷을 피하고 헐렁한 옷을 입혀주는 것이 좋습니다.

⑤ '집먼지'나 '집먼지진드기'가 호흡기 알레르겐으로 작용하여 일부 아토피 피부염 환자들의 피부염을 악화시킬 수도 있습니다. 따라서 '집먼지'나 '집먼지 진드기' 또는 각종 화학물질과 애완동물 같은 유발

인자를 가급적 멀리 하는 것이 좋습니다. 같은 맥락에서 '집먼지진드기' 서식처로 작용할 수 있는 카펫이나 커튼 또는 침대 매트리스 사용을 최소한으로 하는 것이 도움이 됩니다. 집안 구석구석을 항상 청결하게 청소해 줌으로써 '집먼지진드기'를 줄여주는 노력도 중요하겠습니다. 또한 아이를 침대보다는 온돌에서 재우는 것이 좋습니다.

⑥ 심리적 스트레스나 육체적 피로는 아토피 피부염의 증폭 요인으로 흔히 작용합니다. 즉, 정서적인 불안감이나 좌절, 분노 같은 감정들은 아토피 피부염 증상을 강화하기 때문에 가족들과 주위 사람들은 부드럽고 편안한 분위기로 넉넉한 배려해 주어야 합니다. 사실 아토피 피부염 때문에 아이는 상당한 심리적 갈등을 겪게 되는 경우가 많기 때문에 학교생활과 사회 활동에 꽤 많은 지장을 초래하며 날카롭고 예민한 성격을 흔히 보이게 되는 경우가 많습니다. 이에 대한

충분한 이해를 해주고 정서적 안정에 도움이 되는 따뜻한 격려와 칭찬을 많이 해주는 것이 좋습니다. 또한 학령기 이후 아이들의 경우 함부로 아이 피부에 대해서 이러쿵저러쿵 평가하지 않도록 세심한 주의가 필요합니다. 특히 여자 아이는 그런 평가에 상처받는 경우가 많습니다. 무엇보다 가족들의 지속적인 사랑과 배려가 제일 중요합니다. 가족의 따뜻한 사랑을 느낄 때 아이는 정신적으로 안정과 용기를 얻고 희망을 가지게 됩니다. 희망은 아토피 피부염을 극복해 나가는 데 있어서 가장 중요한 힘이 되기 때문에 나을 수 있다는 긍정적인 희망을 심어주도록 항상 노력합시다.

한방치료법

한의학에서는 오랫동안 다음과 같은 방법 등을 동원하여 임상 양상에 맞게 체계적으로 자연 친화적 치료 수단을 강구해 왔습니다.

TIP

한의학의 4가지 주요 자연 치료법

1) '팔강변증八綱辨證'이란, '음양허실표리한열陰陽虛實表裏寒熱'이라고 명명되는 8개 기준(팔강)에 입각하여 질병 패턴을 분류하는 가장 기본적인 한의학적 변증 방법이다.

음양: 사물 현상의 발생, 변화 원인을 상반되는 두 개의 측면으로 나눈 것이다.

표리: 질병의 부위 및 질병이 깊게 침습했는가, 얕게 침습했는가의 문제이다.

허실: 몸의 저항력, 질병에 대한 평가의 두 가지 측면으로서 몸이 실한 것은 실증, 허한 것은 허증이다.

한열: 음양이 치우쳐 성하거나 약해져 생기는데 양이 치우쳐 성하면 열증이 되고 음이 치우쳐 성하면 열증이 된다.

2) '체질변증體質辨證'이란 우리나라의 이제마 선생이 '동의수세보원東醫壽世元'에서 제시한 4가지의 체질적 기본 소인에 따라 인간의 생리적 특징 및 질병 경향성과 심리적 경향을 분류하여 진단하는 고유의 변증 방법이다.

3) '장부변증藏腑辨證'이란 전통적인 '오행학설五行學說'에 입각하여 5장 6부를 중심으로 한 내과적 관점에 기반하여 인체 기관을 분류하고 장부간의 유기적인 관계(상생 및 상극 관계 포함)를 강조한 변증 방법이다.

4) '육경변증六經辨證'이란 장중경 선생이 '상한론傷寒論'에서 제시한 외감 질환에 있어서의 6가지 패턴(육경)의 전변轉變 관계에 주목하여 질병패턴의 시간적 흐름과 위상 개념에 따라 진단을 하는 변증 방법이다.

A 거친 피부를 부드럽게 만들어주기 위한 약초 목욕법(급, 만성기)

매일 저녁 1회 목욕을 시키는 것은 일반적인 아토피 피부염 환자들에게 많이 권유되는 방법인데, 목욕을 할 때 아토피 피부염의 염증 소견을 완화시키고 피부열을 식혀주며 간지러운 증세를 없애는데 도움이 되는 한약을 활용하는 것이 매우 효과적입니다. 이는 특히 한약 먹는 것을 어려워하는 만 12개월 미만의 신생아를 포함한 영유아들에게 1차적으로 선택 가능한 기본적인 방법이라고 하겠습니다.

아토피 피부염 환자들의 피부는 일반적으로 부드럽거나 매끄럽지 못하고 거칠거칠하고 오톨도톨한 경향을 보이는데, 약초 목욕법은 기본적인 피부 윤택도를 증가시켜서 부드러운 피부 상태를 회복시키는데 매우 효과적인 방법이 됩니다.

'고삼苦蔘'이나 '지유地楡', '지부자地膚子', '형개荊

芥', '백선피白鮮皮', '황연黃連' 등과 같은 피부 질환에 좋은 약재를 적절한 비율로 조합하여 전문가로부터 진찰받고 탕약으로 처방받은 다음에 이를 목욕물에 풀어서 5~10분 정도 아이의 전신을 씻어 준 후에 맑은 물로 깨끗하게 몸을 헹궈서 마른 수건으로 말리는 방식을 꾸준하게 시행하면 증세가 가벼운 아토피 피부염의 경우에는 1~2개월 정도로도 상당한 수준으로 피부 개선 반응을 이끌어낼 수 있습니다.

다만, 매우 예민한 피부를 가진 아이의 경우에는 시행 초기에 약초 목욕 후 약간 따가워하는 증세가 바로 나타날 수 있으니 매번 약초 목욕시킬 때마다 아이의 피부 반응을 잘 살펴볼 필요가 있습니다.

B 소화기능 강화를 위한 방법(급, 만성기)

임상적으로 아토피 피부염 환자들을 치료하다 보면, 아토피 환자들의 거의 대부분이 소화기능이 약화되어 있거나 한두 가지 이상의 음식물 알레르기 반응을 보였던 과거력을 가지고 있었습니다. 또한 조금만 신경 써도 잘 체하고 속이 더부룩해지거나 복통이 잘 드러나며 변비나 설사와 같은 이상 배변을 수시로 보이는 증세가 수반되어 나타나고 있습니다.

최근 아토피 피부염의 여러 원인 가설 중에서 '장 누수 증후군'이 많은 학자들의 강력한 지지를 받으며 대두하였는데, '언뜻 보았을 때에는 별로 상관성이 높아 보이지 않는 피부 문제와 소화기 문제가 여러 기전을 통해서 밀접한 상호 연관성을 가진다'는 증거들이 속속 등장하고 있어 많은 주목을 받고 있습니다.

장 누수 증후군

'새는 장 증후군'이라고도 부르며 'Leaky Gut Syndrome'을 우리말로 옮긴 것이다(보통 첫 글자를 따서 'LGS'라고 줄여 표현한다). 인체는 장 점막이 완벽하게 작동할 때만이 항원으로부터 완전히 자유로울 수가 있다. 장 점막은 언뜻 생각했을 때에는 인체 내부에 꽁꽁 숨어서 존재하는 것 같지만 자세히 생각해보면 실제로는 지속적으로 외부 자극에 끊임없이 노출되는 얼굴 피부처럼 음식 같은 외부 자극에 끊임없이 노출되는 해부학적 특성(Pipe in Pipe)을 가지고 있는 것이다. 따라서 바깥에 있는 얼굴 피부와 같이 항상 무수한 외계 변화를 감당하고 통제하면서 끊임없이 음식물과 이물질 자극을 받고 있는 것이다.

건강한 장 점막은 잘 소화된 지방과 잘 소화된 단백질 또는 잘 소화된 탄수화물만을 통과시키고, 세균이나 몸에 해로울 수 있는 이물질은 절대로 통과하지 못하도록 기능하는데, 이는 '장 점막의 선택적 관문 조절 기능'이 존재하기 때문이다. 그런데 만일 장 점막이 여러 가지 이유들(예: 유해 음식 대량 섭취, 진통소염제나 스테로이드 제재 장기 섭취, 각종 정신적 스트레스 인자)로 손상된다면 몸에 해로울 수 있는 유해 이물질 성분들이 몸 안으로 들어와서 장 주위 뿐 아니라 장 점막에서 아주 멀리 떨어진 신체 곳곳에도 각종 질병을 일으킬 수 있는데 이런 양상을 '장 누수 증후군'이라고 부른다. 특히 만 3세 이하의 어린이들은 장 점막 상피세포가 충분히 발달하지 않은 미성숙 상태이기 때문에 더욱 '장 누수 증후군'이 되기 쉬워서 쉽게 아토피 피부염 증세가 나타나는 경향이 있다. 이런 현상은 일반적으로 우유를 주영양원으로 오랫동안 공급받은 우유 영양아인 경우에 더욱 심해진다.

　많은 분이 알고 계시다시피 인체 면역계의 70% 정도는 소화관의 점막과 그 주위에 집중적으로 분포하고 있습니다. 스스로 에너지를 만들어내지 못하고 외부에 있는 영양 물질 공급을 지속적으로 받아서 생명 유지와 종족 보존을 위한 에너지를 공급받고 살아가야 하는 인간 존재의 기생적 특성상, 자연으로부터 얻는 여러 물질들에 가장 빈번하게 노출될 수밖에 없는 장기가 바로 소화 기관입니다. 따라서 진화적 관점에서 보았을 때 이런 면역계의 소화기관 집중 분포 상황은 어쩌면 당연하다고도 볼 수 있겠습니다. 이런 생리학적 사실은 아토피 피부염 치료의 핵심이라고 할 수 있는 장기적인 면역 기능 조절과 면역 기능 안정화를 위해서도 불안정한 소화기 문제를 반드시 피부 문제와 함께 치료해 주어야 한다는 당위성을 말해 주고 있습니다.

한의학에서는 사람의 소화기능을 약화시키는 '비생리적 체액'을 '담음痰飮'으로 표현하고 '언제든지 아토피 피부염과 같은 병리적 반응을 유도할 수 있는 외계 물질의 오랜 자극과 지속적인 축적 현상'을 '식적食積'으로 표현해 왔습니다. 필자의 경우 아토피 피부염 치료에서 장을 깨끗한 상태로 복원해 주고 장점막의 면역 기능을 회복시켜 주며 아토피 피부염의 수반 증상으로서 잘 나타나는 각종 소화기 장애 양상을 한꺼번에 해결하기 위해서 반드시 '담음痰飮'과 '식적食積'을 해소해주는 한약을 넣어서 사용하고 있습니다.

TIP

'담음痰飮'을 해소해 주는 약재: 반하半夏, 백복령白茯笭, 백출白朮, 창출蒼朮, 진피陳皮

'식적食積'을 해소해 주는 약재: 사인砂仁, 산사山査, 신곡神曲, 맥아麥芽, 지실枳實, 후박厚朴

C 과잉된 피부열을 식혀주고 간지러움 증세를 직접 완화시켜 줄 수 있는 방법(특히 급성기)

일단 가장 권유하고 싶은 아토피 피부염 증세의 호전 방법은 '얼음찜질'입니다. 간지러움 증세 때문에 피부염 부위에 계속 손이 가거나 육안으로 살펴볼 때에도 피부열로 인해 발적 증세가 심하게 드러나는 상황이라면, 비닐 봉지나 얇은 수건에 얼음을 많이 넣은 다음에 15~30초 정도 해당 부위에 대어서 집중적으로 찬 기운을 부여하는 것입니다. 그런 다음에 10~15분 정도 휴지기를 가진 후에 다시 15~30초 정도를 시행하고 다시 10~15분 정도 휴지기를 가지는 방식으로 반복하면 됩니다.

휴지기를 가지는 이유는 너무 오랫동안 예민한 피부에 얼음찜질을 하게 되면 피부가 손상되기 쉽고 감기에 걸릴 수 있어서 결과적으로 피부에 더 안 좋은 영향을 줄 수 있기 때문입니다.

이런 '휴지기를 둔 간헐적 얼음찜질' 방식을 적극적으로 활용하면서 피부열을 식혀주고 간지러움 증세를 완화시켜 주는 다음과 같은 한약 처방도 함께 고려하는 것이 바람직합니다.

TIP

과잉된 피부열을 식혀주는 약재: 석고石膏, 지모知母, 황연黃連, 황금黃芩, 황백黃柏, 생지황生地黃, 연교連翹, 금은화金銀花, 시호柴胡, 지골피地骨皮, 치자梔子

간지러움 증세를 완화시켜 주는 약재: 형개荊芥, 마황麻黃, 방풍防風, 박하薄荷

D 피부장벽기능 회복과 보습능력 강화를 위해 음의 기운을 보충해 주는 방법(급, 만성기)

피부 건조 증상이 뚜렷하고 인설이 떨어지며 피부가 갈라지는 상황의 아토피 피부염의 경우에 진액津液과 음혈陰血이 부족한 상황으로 해석하여 음의 기운을 충분히 보충해 주는 '자음지제滋陰之劑'라고 불리는 한의학적 방법을 반드시 추가해 주어야 합니다.

만일 피부가 이상 증식되거나 딱딱하게 굳어지고 색소 침착이 전개되는 등 치료 호전이 예상보다 더디게 진행될 때에는 이는 체내의 혈액이 일정한 자리에 정체되어 노폐물이 많아져 생기는 '미소순환장애' 현상으로써 한의학에서는 '어혈瘀血'이라고 표현하며 이

를 개선해주기 위한 '구어혈제驅瘀血濟' 처방을 해주어
야 합니다.

TIP

음의 기운을 보충해 주는 약재: 숙지황熟地黃, 석곡石斛, 옥죽玉
竹, 황정黃精, 천화분天花粉, 당귀當歸, 하수오何首烏, 작약芍藥,
맥문동麥門冬, 천문동天門冬, 아교阿膠

미소순환을 개선해 주는 약재: 천궁川芎, 도인桃仁, 홍화紅花

E 심리적 스트레스 인자가 아토피 피부염 치료 진행에 방해가 되는 경우의 해결법

아토피 피부염을 가진 청소년기 학생들은 대부분
얼굴빛이 어두우며 낯가림이 심하고, 매사에 의욕이
없어 우울한 경향이 있으며 가족들에게 짜증을 많이
내는 행동적 특성을 보입니다.

환자들 중에서 한동안 치료가 잘 진행되어서 치료

자와 대상자 모두 만족스럽게 생각하고 있었는데, 갑자기 학업 스트레스가 과중해져서 피부가 확 뒤집어질 정도로 증상이 심하게 악화되어 어렵게 구축된 신뢰관계Rapport가 한순간에 무너지는 경우도 드물지 않습니다. 전문가 입장에서 볼 때 청소년기가 아토피 피부염 환자 대상군 중에서도 제일 까다로운 대상군에 속한다고 봅니다.

가뜩이나 예민한 청소년기의 아토피 피부염 환자들은 한번 피부가 악화되면 의료진을 쉽게 불신하고 좌절하며 관련 치료를 아예 거부하는 경우도 있기 때문에 매우 주의 깊은 접근이 필요합니다.

TIP

스트레스를 풀어주고 울체된 기운과 딱딱하게 굳은 근육 및 우울한 기분을 풀어주는 약재: 향부자香附子, 청피靑皮, 소엽蘇葉, 지각枳殼, 오약烏藥, 백복신白茯神, 모과木瓜

F 잦은 감기를 비롯한 지속적인 호흡기 계통 감염이나 알레르기 비염, 기관지 천식 등이 아토피 피부염과 비슷한 강도의 주관적 불편 감과 심각도를 동반하였을 때 치료하는 방법

환자가 호흡기 면역력이 약해서 감기를 지속적으로 달고 살거나 각종 호흡기 합병증(축농증, 중이염, 편도 선염, 기관지염, 폐렴 등)이 잘 걸리며, 알레르기 비염이 나 기관지 천식과 같은 아토피 피부염과 밀접하게 연 관되어 있는 면역학적 질환을 동반하고 있어서 아토 피 피부염 못지않게 환자를 힘들게 하고 있는 경우에 는, 아토피 피부염에 대한 집중 치료와 더불어서 해당 병증에 대한 전문적이고도 체계적 관리를 함께 해주 어야 합니다.

이렇게 다른 병증들이 아토피 피부염과 복잡하게 얽혀있는 경우가 실제로는 거의 대부분의 임상적 상 황입니다. 필자는 만일 환자가 하루에 3팩의 내복약 을 먹어야 하는 체중을 가진 경우라면, 아토피 피부염

의 체질적 소인을 직접적으로 다스리고 개선하는 한약을 하루 2팩(A라고 표시) 복용하도록 하고, 감기를 비롯한 호흡기 감염 증세가 덜 나타날 수 있도록 만들어주는 호흡기 면역력을 제고시키는데 도움이 되는 한약을 하루 1팩(B라고 표시) 복용하도록 하는 방식을 활용하고 있습니다.

아토피 피부염 관련 처방이 A라고 표시되어 하루 2팩을 복용해야 하는 경우라면, 알레르기 비염이나 기관지 천식과 관련된 증세를 조절하는데 도움이 되는 처방이 B라고 표시되어 하루1팩을 복용할 수도 있는 것입니다. 즉, 치료자가 접할 수 있는 매우 다양한 임상적 변수와 상황에 따라서 수많은 패턴의 처방 조합 방식이 확대 적용될 수 있습니다.

일본의 유명한 한방 의가인 '시수도명矢數道明' 박사가 말년의 저서에서 이런 방식의 처방 운용을 선보인 바 있습니다. 만일 3개의 주요한 임상적 패턴으로 요약되는 상황을 조절해야 하는 경우라면 A(아침에 복용), B(점심에 복용), C(저녁에 복용)라고 표시되어 처방이 이루어질 수도 있고, 4개의 주요한 임상적 패턴으로 요약되는 상황을 조절해야 하는 경우라면 A(아침에 복용), B(점심에 복용), C(저녁에 복용), D(밤에 자기 전에 복용)라고 표시되어 처방이 이루어질 수도 있는 것입니다(사실 전신의 임상적 상황을 1~2개 정도로 패턴화시켜서 이해하는 한의학적 관점에서는 이런 경우가 거의 발생하지 않지만 이론적으로는 정리해 본 것입니다).

조금 더 세부적으로 보충해 보자면, 필자의 경우 아토피 피부염의 여러 가지 증세들을 최대한 빨리 소실시키는데 직접적으로 도움을 주기 위해서 보통 A라고 표시되는 '추기追機' [11] 방식을 보존하면서 외부 자극에 대해서 너무 과민 반응하지 않도록 면역 기능을 안정적으로 만들어 주기 위해서 보통 B라고 표시되는 '지중持重' [12] 방식의 처방이 동시에 함

[11] 증세들의 변덕스러운 변화를 열심히 따라가면서 그 때 그 때 처방을 변경하는 방식

[12] 증세 변화에 끄달리지 않고 처방의 거듭됨을 유지해야 하는 면역계라는 중심 포인트에 반복적으로

로 꾸준하게 집중하여 처 방을 이어나가는 방식

께 뒤따르는 경우가 매우 많이 있습니다.

G '침치료(鍼治療)'의 효능

임상적으로 보았을 때 경락학설에 기반한 '침치료' 역시 아토피 피부염 증세 완화에 어느 정도 도움을 줄 수 있습니다. 음식물에 의한 두드러기가 잘 동반되며 소화기가 예민하고 식적食積 양상을 드러내고 있는 아토피 피부염 환자들의 경우에는 다음 1, 2, 3의 경혈經穴을 선택적으로 활용하는 것이 좋습니다.

소양증을 개선해주고 피부열을 식혀주기 위해서는 4, 5에 속해있는 경혈을 선용選用하며, 감기를 포함한 호흡기 계통의 잦은 감염이 아토피 피부염의 악화인자 또는 지속인자로 작용하는 경우에는 6을 고려해서 치료하고, 심리적 스트레스를 풀어주기 위해서는 7이나 8을 자극하는 것이 좋습니다.

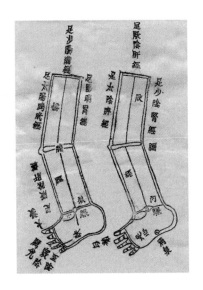

1. 족태음비경(足太陰脾經)

2. 족양명위경(足陽明胃經)

3. 수양명대장경(手陽明大腸經)

4. 독맥(督脈)

5. 족태양방광경(足太陽膀胱經)

6. 수태음폐경(手太陰肺經)

7. 수소음심경(手少陰心經)

8. 수궐음심포경(手厥陰心包經)

현대적인 근육생리학적 관점에서 보았을 때에도 일반적으로 가벼운 강도의 침치료는 아토피 피부염 환자들에게서 흔히 관찰할 수 있는 뻣뻣한 근육 상태를 부드럽게 이완시켜 주고, 심리적 긴장도 함께 완화시켜 주는 직접적인 효과가 있습니다. 따라서, 침치료를 받는 것을 너무 무서워하고 겁내서 침치료 자체가 또 다른 스트레스 인자로 작용할 수도 있는 아주 어린 연령대의 아토피 피부염 환자만 아니라면 가급적 약물 치료와 함께 늘 병행하는 것이 좋습니다.

원장님 도와주세요!
– Q & A로 살펴본 엄마들의 궁금증 해결

Q1 얼굴과 등, 팔다리에 좁쌀 같은 것이 생겼어요.

며칠 전 아기의 얼굴에 붉게 좁쌀 같은 것이 나서 몸을 살펴보니 등과 팔다리에 같은 증상이 있더라구요. 별로 굵지 않아서 곧 없어지겠거니 했는데 아직 그대로입니다. 이런 것도 아토피 피부염인가요? 혹시 음식 때문에 생긴 것이 아닐까 싶기도 합니다. 아기가 두유랑 분유를 먹고 있거든요. 아토피 피부염은 잘 낫지 않는다고 들었는데 걱정이 많이 됩니다. (만 11개월 여아)

【A】 아토피 피부염은 아이가 꼭 신생아기에 태열 증상이 있었어야만 생기는 것은 아니며, 성장 과정 중에 여러 가지 유발 인자들에 의해서 어느 시기에라도 갑자기 증상이 나타날 수 있습니다. 피부 질환은 사실 전문가가 직접 아이의 피부 상태를 진찰하지 않고서는 정확한 소견에 대한 말씀을 드리기 어렵습니다만, 말씀하신 대로 아기의 얼굴과 등, 팔다리에 좁쌀 같은 발진이 돋았다면 연령대로 봐서는 아토피 피부염에서 나타나는 발진일 가능성이 충분히 있습니다. 아토피 피부염에 기본적인 원인이나 증상은 아래와 같으므로 잘 관찰하신 다음에 전문적인 기관에 가서 적극적인 치료를 의뢰하시는 것이 좋을 것 같습니다.

원 인

태열이라고도 불리는 아토피 피부염은 만성적이고 자주 재발하는 몹시 가려운 습진으로서 아직 그 원인이 확실하지 않고 여러 가지 악화 인자들이 복합적으로 관여하고 있습니다. 아토피 피부염은 유전적 소인이 강하게 작용하고 있다고 알려져 있으며, 알레르기 항원에 노출되었을 때 증상이 더욱 심해지는 경향이 있습니다. 알레르기 유발 항원으로는 집먼지진드기나 동물의 털, 비듬, 곰팡이, 꽃가루 등이 있으며 음식물 항원(우유, 달걀, 밀가루, 콩 등)이 있습니다.

증상과 치료

아토피 피부염의 주된 증상은 무엇보다도 심한 가려움증입니다. 더불어 아토피 피부염은 주로 밤에 증세가 더욱 심하게 나타나는 경향이 뚜렷합니다. 아토피 피부염의 피부 소견은 피부의 발진 때문에 가렵다기보다는 오히려 피부가 가려워서 긁다보니 피부 발진이 생겼다는 것이 옳은 표현일 것도 같습니다. 또한 피부가 수분을 충분히 함유하지 못해서 건조한 것이 특징이므로, 아기 피부에 잘 맞는 보습제를 선택하여 꾸준히 사용해야 하겠습니다. 아토피 피부염은 잘 낫지 않고 자주 재발합니다. 초기인 영아기나 어린 소아기에 생기는 아토피 피부염은 붉게 부풀어 있는 반점이 얼굴과 목 그리고 팔꿈치 뒤쪽과 무릎 안쪽에 잘 생깁니다. 더 나이가 들어 나타나는 아토피 피부염은 건조하고 부풀어 일어나며, 긁고 문질러서 진물과 딱지가 잘 생기는데, 팔꿈치 안쪽이나 무릎 뒤쪽 등 주로 구부러지는 부위에 잘 생깁니다. 아기의 증상이 위와 같다면 바로 전문 기관에 방문하셔서 전문가의 치료를 받아야 합니다.

Q2 아토피 피부염으로 아이가 많이 힘들어 해요.

제 아이가 아토피 피부염 때문에 정말 많이 고생하고 있습니다. 아이가 비만으로 살이 많이 쪄서 그런지 피부가 쉽게 짓무르고, 고름도 생기는데 팔다리가 접히는 부분은 더 심합니다. 몸 전체가 다 그렇고, 생식기, 젖꼭지 부분은 고름이 나올 정도 입니다. 많은 약을 사용해 보았지만, 나아질 기미가 보이지 않습니다. 어떻게 치료해야 할까요? (만 7세 남아)

【A】 아토피 피부염은 만성적으로 반복해서 생기고, 건조한 피부 양상에 지긋지긋한 가려움이 특징입니다. 요즘은 워낙 아토피 피부염을 앓는 아이들이 많기 때문에 방송이나 잡지에도 자주 소개가 됩니다만, 치료가 전혀 쉽지 않고 그 과정에서 아이가 겪는 고통은 정말 표현할 수 없을 정도로 큽니다.

아토피 피부염은 보통 생후 2개월부터 만 2세인 유아기에 시작되는데, 얼굴이나 목 혹은 팔꿈치나 무릎 같은 부위에 불그스름한 반점이 생기고 심한 가려움을 느껴서 긁게 됩니다. 아기가 긁지 않는다면 다행이지만 일단 긁거나 문지를 줄 아는 아기라면 염증이 생긴 부위에 끊임없이 자극을 주게 되므로 피부 상태가 더욱 나빠져서 빨개지고 거칠어지며 진물이 나는 상태가 되기도 합니다.

만 2세 이상의 소아기에는 아토피 피부염의 부위가 팔다리의 접히는 부위, 팔꿈치 안쪽이나 오금 부위, 손목에 잘 생기고, 얼굴이나 목 주위에도 여전히 남아 있을 수 있습니다. 아이가 긁어서 순식간에 진물과 딱지가 생기고 계속 긁을 경우 피가 나기도 합니다. 항상 가려움에 시달리다보니 잠을 설치기 쉽고 스트레스에 민감해집니다. 장기간 긁다보면 피부가 두꺼워지고 칙칙한 색깔로 변합니다.

아토피 피부염은 치료를 열심히 해 주어서 호전되었더라도 특정한 유발 인자가 개입되어서 다시 악화되는 일이 아주 많이 있는데 다양하고도 복잡한 악화 요인이 있으며 체질적인 소인素因이 작용하고 있어서 완치는 쉽지 않습니다. 전문가들은 대부분 아이가 완전관해 상태에 도달하면 성공적인 치료 성과를 이루었다고 얘기합니다.

아토피 피부염은 만 30세 이전에 대부분 호전되는 것으로 알려져 있긴 하지만, 환자의 상당수가 장기간 아토피 피부염을 앓기 때문에 치료에서 많은 어려움을 겪습니다. 만 5세 이전에 아토피 피부염이 생긴 환자의 60% 정도는 성인이 되어서도 아토피 피부염이 지속된다고 알려져 있습니다. 그러나 아토피 피부염 환자의 절반 이상은 사춘기 이전에 증상이 자연 소실되는 경향을 보이며, 유아기에 아토피 피부염 증세가 경미하게 있었던 환자라면 대다수가 만 2~5세 이후에는 아토피 피부염이 자연히 없어지는 경향을 보입니다.

일단 아토피 피부염으로 진단을 받았다면 성급하게 완치나 완전관해를 단기간의 목표로 접근하는 것보다는 병에 대한 인식을 정확히 하고 꾸준하게 관리한다는 자세로 임하는 것이 좋습니다.

아토피 피부염을 앓는 아이를 돌볼 때 주의 사항은 다음과 같습니다. 참고하시기 바랍니다.

a. 피부 자체에 자극을 주는 일을 최대한 피해야 합니다. 목욕을 할 때 뜨거운 물에 바로 들어가지 않도록 주의하고 비누 사용은 가급적 제한하도록 합니다. 꽉 끼는 옷이나 털옷, 금속 소재가 있는 옷, 각종 화학 물질 등에 닿는 일을 피하시고, 뜨거운 햇볕을 직접 피부에 쪼이게 되는 야외 활동도 되도록 삼가야 합니다.

b. 아토피 피부염을 악화시킨다고 일반적으로 알려진 음식은 아토피 피부염이 심할 때 검사상으로는 아토피 피부염 유발 항원으로 나오지 않은 아이라 하

더라도 될 수 있으면 피하는 것이 좋겠습니다. 생우유, 콩, 두유, 달걀흰자, 밀가루, 땅콩 같은 음식이 아토피 피부염을 악화시키기 쉬운데, 아이에게 해가 되는 음식이 어떤 것인지 평소에 잘 관찰해 보고, 좋지 않다고 확인된 음식은 장기간 먹이지 않도록 주의해야 합니다. 그러나 음식을 무조건 엄격히 가리다 보면 아이의 영양 상태가 점점 나빠지고 키 성장에 방해될 수 있으므로 아이의 피부 상태와 키 성장 상태에 대한 종합적인 고려를 한 균형 잡힌 치료를 받아야 합니다.

c. 아토피 피부염을 악화시키는 외부 환경을 피해야 합니다. 집먼지진드기, 동물의 털, 꽃가루 등도 흔한 알레르기 유발 물질이 되곤 합니다.

d. 정신적인 스트레스, 불안, 초조, 걱정, 분노 등도 아토피 피부염을 악화시키는 중요한 요인이 되므로, 가족들이 아이의 심리 상태에 대해서 관심을 기울여주고 아이의 마음을 편하게 해 주고 안심시켜 주어야 합니다.

현재 아이는 비만한 상태로서, 만 5세가 넘은 연령

임에도 불구하고 소아기 아토피 피부염으로 고통받고 있는 것 같습니다. 치료 기간이 약간 길게 소요될 것으로 판단됩니다. 하지만 지금도 치료에 있어서 아주 늦은 시기는 아니므로 아이의 자연 치유력을 돕고 피부 증상을 개선시킬 수 있는 적절한 한방 치료를 하루 빨리 해 주는 것이 좋으리라 생각됩니다.

Q3 긁어서 생긴 상처에 후시딘 발라도 되나요?

아이가 아토피 피부염이 있어서 보습제와 양방 연고를 꾸준히 바르고 있습니다만 자꾸 긁어서 별 소용이 없는 것 같습니다. 긁어서 상처가 덧나는 것을 막기 위해 손싸개와 바지를 입히는 것이 나을까요? 그리고 긁어서 상처가 생긴 부위에 후시딘 연고 같은 상처 치료 연고를 발라도 괜찮을는지요. (만 12개월 남아)

【A】아이가 긁어서 상처가 자꾸 덧나게 되는 상황을 방지하기 위해서 손싸개나 바지를 입히는 것에 대한 질문을 해 주셨는데, 전반적인 실내 공기 자체를 서늘하게 유지시킨 상태로 손싸개를 씌우고 바지를 입혀서 상처 부위가 아이의 손 자극에 의해 반복적으로 흠집나지 않도록 관리해 주어야 합니다. 물론 이 부분은 아이의 피부 상태를 진찰해 주고 계신 담당 전문가 선생님의 소견이 무엇보다 중요하므로 한번쯤 담당 선생님의 소견을 확인 받아서 시행하시는 것이 좋겠습니다. 이 때 후시딘 같은 상처 치료 연고를 바르는 문제에 대해서도 전문가 선생님과 상담을 하시기 바랍니다. 일반적으로 아토피 피부염에 항생제가 포함된 연고가 주된 치료제는 아닙니다. 긁어서 2차 감염이 되었을 때 적절히 항생제 연고를 사용할 수는 있겠지만, 이것 역시 전문 의료인의 처방이 필요합니다.

Q4 한방 연고는 아무나 발라도 되나요?

아이가 생후 2개월쯤부터 발목이 접히는 부분에 아토피 피부염 증상이 나타나기 시작했는데, 최근에는 종아리와 허벅지에도 증상이 나타나고 등이나 팔에도 약간씩 증상이 보이기 시작합니다. 한의원에서 아토피 피부염에 바르는 한방 연고를 처방 받을 수 있는지, 아무나 발라도 부작용이 없는지 궁금합니다. 또 직접 진료를 받아야만 처방되는지도 알려 주세요. (만 12개월 여아)

A 아토피 피부염의 치료는 아이 신체 내부의 면역 상태 및 아이의 외부 환경을 종합적으로 개선하는 것에 달려 있습니다. 전문가 선생님에 의한 단순한 의학적/한의학적 치료 뿐 만이 아니라, 식생활 패턴이나 생활 환경을 함께 충분히 개선해 주어야 비로소 아토피 피부염을 제대로 치료할 수 있는 것입니다.

한의학에서는 아이의 상태에 따라 설계된 맞춤 한약을 우선적으로 투여하며, 부가적으로는 체질에 맞는 침구 요법 및 아로마 크림이나 아로마 오일 및 한방 연고, 한약 성분이 들어간 로션, 한약으로 만든 목욕용 세척액 등의 다양한 한방 피부 외용 제제를 겸해서 치료하고 있습니다.

한방 연고는 반드시 한의사 선생님의 직접적인 진찰을 받고 처방을 받으셔야 합니다. 아토피 피부염은 매우 다양한 양상으로 존재하기 때문에 개별적인 피부 상태에 맞게 연고도 처방을 받아야 합니다.

Q5 아토피 피부염의 치료 기간, 치료 비용이 궁금해요.

아토피 피부염을 치료하는데 드는 비용과 시간이 만만치 않아서 고민입니다. 저희 아이가 초등학교 1학년 때 아토피 피부염이 무척 심했답니다. 그래서 피부과에도 다니고 한약도 복용했습니다. 완치는 아니지만 그래도 많이 좋아졌었는데, 요즘 들어서 다리와 팔 부위에 아토피 피부염 증세가 다시 심해지고 있습니다. 피가 나고 딱지가 앉을 정도로 매일 심하게 긁고 있습니다. 물론 증상에 따라 많이 차이가 나겠지만 아토피 피부염 치료를 하는데 필요한 기간과 비용에 대해서 알고 싶습니다. (만 9세 남아)

[A] 벌써 초등학생이 되었는데도 아토피 피부염이 반복되고 있어서 학습과 수면 및 정서에 많은 지장이 있으리라 생각됩니다. 대부분의 경우 최소한 3~6개월 이상은 꾸준히 적극적으로 한방 치료를 진행하시는 것이 좋습니다. 치료 비용은 아이의 병증 심각도 상태에 따라 내복약의 투여 용량과 외용제의 선택 여부가 조금씩 달라지기 때문에 딱 부러지게 한마디로 말씀드리기에는 당연히 어려움이 있습니다. 한약(탕약) 처방과 같은 비급여 항목 단가에 대해서는 가격 공개를 원칙으로 하고 있으므로, 아이의 치료를 의뢰하고 싶은 한의원으로 전화를 하셔서 직접 담당 직원에게 문의하시는 것이 좋겠습니다. 아토피 피부염에 사용하고 있는 한방 외용제는 부작용과 습관성이 없다는 큰 장점을 가지고 있습니다. 피부 보습에 도움이 되면서도 아토피 피부염의 염증 소견이 더 심해지지 않도록

진정시켜 주는 뚜렷한 개선 효과가 있지요. 그러나 아토피 피부염의 정도가 농가진과 같은 2차 감염이 의심될 정도로 너무 심할 경우에는 순수 자연 요법인 한방 외용제만으로는 한계가 있으므로 증상이 매우 심할 때에는 종합병원 소아과에서 처방된 양약과 한방 치료를 병행하도록 권유하기도 합니다. 한방 외용제는 아토피 피부염의 양상과 심각도에 따라서 처방의 종류가 많이 있기 때문에 담당 한의사 선생님과 꾸준히 아이의 피부 소견에 대한 상담을 진행하면서 사용해야 하겠습니다.

아토피 피부염은 사실 완치라고 하는 단계까지 나아가기가 너무나 어려운, 완치가 거의 불가능에 가까운 질환이지만, 그렇다고 절대로 포기해서는 안되며 만일 아토피 피부염의 상태가 점점 악화되어가는 과정이라면 반드시 전문가에 의한 치료를 진행해 주셔야 합니다.

아토피 피부염의 증상이 심할 때에는 아이에게 부담이 되지 않는 방법으로 일정 기간 꾸준히 치료해 주십시오. 아이의 증상이 완벽하게 낫지는 않더라도 가정에서 관리가 가능하고 아이가 크게 불편하지 않을 정도의 상태(완전 관해 상태)로까지는 개선 반응을 이끌어 낼 수 있습니다.

특별히 치료적인 조치를 취하지 않는 기간에도 아토피 피부염의 증상 개선을 위한 식이 요법과 생활 관리 요령이 적절히 이루어지는지에 대해서도 꼭 확인해 주시고, 필요할 때마다 담당 전문가의 조언을 받으시면 더욱 좋겠습니다.

아토피 피부염을 한의학으로 치료하는 목표는 아토피 피부염의 증세가 더 악화되어가는 과정을 차단하고 아이의 고통을 덜어주며 컨디션을 좋게 유지해 주는 것입니다. 한방 치료를 꾸준히 하다보면 완전 관해 상태에 도달하는 경우도 있으나 자꾸 재발하는 경우도 적지 않습니다. 그러나 아토피 피부염 증세가 재발한다고 해서 치료가 잘못된 것은 아닙니다. 치료를 받고 몇 해 지나서 아토피 피부염의 증세가 재발하더라도 이전에 비해서 가볍게 지나갈 수 있도록 체질 개선을 도모하는 것 역시 한방 치료가 목표로 하는 바입니다.

Q6 알레르기 비염과 아토피 피부염을 함께 치료할 수 있나요?

제 아이에게 알레르기 비염과 아토피 피부염이 같이 나타나고 있어서 고민이 많습니다. 아토피 피부염 증세는 종아리와 팔뚝에 좁쌀 같은 것이 나 있는 정도이며 가려움증을 느끼고는 있지만 그리 심하게 긁는 편은 아닙니다. 양방 연고와 보습제를 많이 사용해 보았지만 별로 효과가 없었습니다. 그래서 한방으로 치료해 보고 싶은데요, 궁금한 것은 아토피 피부염과 알레르기 비염을 병행해서 치료하는지, 아니면 우선 순위를 두어서 순서대로 하나씩 치료를 하는지의 여부입니다. 만약 아토피 피부염과 알레르기 비염을 같이 치료하게 되면 아이한테 혹시 부담은 없을까요? (만 8세 여아)

────────────────────────────────────

[A] 아토피 피부염이나 알레르기 비염에 대해서는 치료 기간이 일률적으로 정해져 있지는 않지만 보통 아주 짧게는 3개월 길게는 1~2년 이상의 예상 치료 기간을 설정하고 치료에 들어가게 됩니다. 물론 아이의

병증 상태의 중증도와 약물 반응도에 따라서 치료 기간 산정에는 조금씩 변동이 있겠지요. 또한 한약의 연속적인 투여가 필요한 아토피 피부염, 알레르기 비염, 기관지 천식과 같은 만성적인 병증에는 당연히 담당 한의사 선생님께서 약물 농도와 배합 등을 매번 조정해서 처방해 주시기 때문에 혹시 아토피 피부염과 알레르기 비염에 대해서 한꺼번에 처방을 받는다고 해도 아이에게 약리학적 부담은 없습니다. 아토피 피부염이 현재 그리 심하지 않다고 말씀하셨고, 알레르기 비염이 주증상으로 드러나고 있는 상황으로 생각되기 때문에 알레르기 비염을 위주로 치료하면서 아토피 피부염은 보조적으로 함께 겸해서 충분히 치료할 수 있는 임상적 상황이라고 생각됩니다.

땀띠로 인해 피부가 오톨도톨해요.

제 아이는 먹는 것도 잘 먹고 성장 발육도 좋은 편입니
다. 다만 예전에 아토피 피부염을 잠깐 앓았지만 심하지
는 않았어요. 그런데 여름만 되면 땀띠가 너무 심하게 납
니다. 땀도 너무 많이 흘리는 편이고요. 열이 많은 체질
같아서 거의 옷을 벗겨놓고 사는데도 땀띠가 심하게 납니
다. 특히 목 부위처럼 접히는 부위가 심한데요, 하도 긁어
서 피부가 악어 가죽처럼 오톨도톨 합니다. 어떻게 하면
땀띠가 나지 않을까요? (만 3세 남아)

[A] 아이가 더워서 땀을 많이 흘리면 이마와 목 주
위에 땀띠가 생기기 쉽고 심한 경우에는 등이나 겨드
랑이, 가슴, 배, 팔다리에도 생길 수 있습니다. 땀띠는
땀샘의 구멍이 막히면서 땀이 제대로 나오지 못해서
생깁니다. 가벼운 경우는 크게 가렵지 않으며 시원하
게 해 주면 자연스럽게 좋아집니다. 그러나 땀띠도 심
한 경우가 있어서 가려워서 긁으면 더 심해질 수 있습
니다. 지금과 같은 경우도 아이가 많이 긁었기 때문에

피부 상태가 더 나빠진 것 같습니다.

땀띠 예방을 위해서는 아이를 시원한 환경에서 키우고 땀이 나면 자주 닦아주시는 것이 좋습니다. 옷은 면으로 된 것이 땀 흡수가 잘 되어 좋습니다. 목에 수건 같은 것을 감아두거나 땀띠분을 잔뜩 뿌려서 떡처럼 만드는 것은 좋지 않습니다.

땀띠라도 염증이 생겨 발갛게 변하고 가려움과 열감을 느끼면 전문 의료 기관에 가서 진찰을 받아 보시는 것이 좋습니다. 땀 조절에 문제가 있어서 오는 피부 질환의 경우에는 한약 처방을 받아서 1~2달 복용하면 효과가 매우 좋습니다. 한약 처방은 허약 체질을 치료할 뿐 아니라 체내의 노폐물을 제거하고 병적이고 과잉된 열을 식혀줄 수 있습니다. 땀띠가 오래가고 잘 낫지 않을 때에는 한방 진료를 꼭 받아보시기를 권하고 싶습니다.

Q8 열이 나더니 땀띠 같은 발진이 많이 돋았어요.

아기가 며칠 전 새벽부터 열이 나기 시작하더니 체온이 39도까지 올랐다가 다시 정상 체온으로 내렸다가 오르락내리락 했습니다. 묽은 설사도 두 번 정도했구요. 병원에 갔더니 목감기와 바이러스성 장염이 같이 온 것 같다고 합니다. 그런데 병원에 간 날부터 얼굴에 땀띠 같이 빨간 것들이 오톨도톨하게 나기 시작하더니 이제는 얼굴, 배 부분에 집중적으로 많이 생겨났습니다. 팔다리에도 조금씩 돋아났구요. 왜 그런 걸까요? (만 9개월 남아)

[A] 아기의 몸에 발진이 생기면 큰 병이 아닌가 당황하시는 분들이 아주 많으십니다. 감기 걸린 아기의 몸에 발진이 생기는 것은 드문 일은 아니며 자연스럽게 낫는 과정일 수도 있습니다. 물론 가정에서 아기의 상태를 임의로 진단하여 세심한 관찰을 게을리 하는 일은 없어야 합니다. 아기에게 열이 어느 정도 있었는지, 가려워하거나 보채는지, 발진이 부분적인지 전신

에 생기는지, 발진 자체가 빨갛고 염증이 심해 보이는지를 계속 관찰해 주시고 이에 대한 사항을 전문가에게 잘 전달해 주시는 것이 필요합니다.

고열이 있더라도 열이 내리면서 전신에 발진이 생기는 것이고 발진 이외에 특별히 아파 보이는 것이 없다면 '돌발성 발진'을 의심해 보게 됩니다. 이것은 바이러스에 의해서 생기며 '열꽃'이라고 부르기도 합니다. 복부나 등에 크기가 불규칙한 붉은 발진이 돋아나기 시작해서 전신에 퍼지게 되지만, 가려움도 없고 발진의 붉은색도 시간이 지나면서 점점 엷어집니다. 안정을 취하고 수분 섭취를 적절히 해 주는 경우 보통 일주일 정도면 괜찮아집니다.

한편 아토피 피부염이 있던 아이라면 감기를 앓으면서 피부 상태가 갑자기 확 나빠지는 일이 종종 있습니다. 특별히 아토피 피부염을 유발하는 물질에 노출된 것이 아니더라도 그럴 수 있고 아이는 갑작스럽게 가려움을 심하게 느낄 수도 있습니다. 따라서 아토피 피부염이 있는 아이들은 감기와 같은 병치레를 자주 하지 않도록 미리 미리 예방과 관리에 신경을 써 주어야 합니다.

감기로 땀이 많이 나면서 땀띠가 생기는 경우도 종종 있습니다. 땀띠도 심하면 머리나 목 주위에만 생기는 것이 아니라, 등이나 복부 그리고 팔다리에 생길 수도 있습니다. 가려움이 있고 피부 상태도 빨갛게 되면서 염증이 심해질 수 있습니다.

발진이 치료 중에 복용한 약물과 관련되는 경우도 간혹 있습니다. 다른 아이는 괜찮은데 알레르기 체질의 아이가 복용하면 발진이 생겨 나기도 합니다.

만일 주의가 필요한 특수한 발진이라면 아이를 진찰하신 담당 전문가 선생님이 따로 발진에 대해 자세히 말씀해 주실 것입니다. 특별한 설명을 해 주지 않았거나 아니면 그냥 바이러스성 발진이라고만 했다면 그다지 크게 걱정하지 않아도 됩니다.

아이가 감기를 앓고 나면 체력이 저하되고 식욕도 예전 같지 못하여 한의원을 찾으시는 경우가 있습니다. 특히 아이가 미열이 반복되고 땀을 많이 흘리고 예전에 비해서 잘 놀란다면 한방 치료를 꼭 받는 것이 좋습니다. 아이의 발진이 반복되고 오래간다면 일단 그

원인을 파악해 보아야 하며, 적극적으로 한방 치료를
시도해 보는 것이 필요합니다.

Q9 아토피 피부염과 지루성 피부염은 어떻게 다른가요?

아기의 목, 겨드랑이, 귀 뒷부분에 약간 붉은 반점이
생겼어요. 귀 뒷부분은 시간이 지나니까 없어지더니 각질
이 생겨 떨어집니다. 목 부위는 더 심합니다. 이게 흔히
말하는 아토피 피부염인지 아니면 지루성 피부염인지 궁
금합니다. 아토피 피부염과 지루성 피부염은 어떤 차이가
있는 건가요? 지루성 피부염도 아토피 피부염처럼 치료
하기 힘든 것인가요? (만 1개월 남아)

A 아기가 생후 2~3개월까지는 자궁 속에서 어머
니로부터 받은 호르몬의 영향으로 피지가 과잉 분비되
는 경향이 있기 때문에 지루성 피부염이 생기기 쉽습
니다.

아토피 피부염은 지긋지긋한 가려움이 중요한 특징이지만, 지루성 피부염은 심해 보이는 피부 상태에 비해서는 가려움이 적은 편입니다. 지루성 피부염은 비록 재발이 잘 될 수는 있으나 몇 개월 지나서 대부분 좋아지는데, 조금 오래가더라도 돌 무렵이면 자연스럽게 낫습니다. 지루성 피부염은 아토피 피부염보다는 심각한 병증은 아닙니다. 그러나 지루성 피부염 증세가 심한 경우라면 당연히 전문가로부터 치료는 받아야 합니다.

　　발생 부위도 약간 차이가 있는데, 지루성 피부염은 두피, 얼굴, 목주위, 겨드랑이에 잘 생깁니다. 지루성 피부염이 생긴 부위에서는 노랗고 기름진 진물이 잘 나오며, 두꺼운 딱지 같은 것이 생기고, 각질이 일어날 수도 있습니다. 집안 어르신들께서는 노랗게 앉은 딱지를 일컬어서 '쇠똥'이라고 부르기도 하지요.

　　지루성 피부염으로 인해 아기 머리에 붙어 있는 것이 보기 흉하다고 고민하는 분들이 꽤 많으신데요, 이것을 손톱으로 억지로 뜯어내면 안 되며, 아기용 샴푸로 살살 문질러서 부드럽게 한 후에 떼어주시면 됩니다.

TIP

지루성 피부염이란?

우리 신체의 털에는 땀샘과 피지선이 붙어 있다. 피지선에서 분비된 기름 성분이 털을 타고 올라와서 털이나 피부를 촉촉하게 해 준다. 그러나 피지선 활동이 너무 왕성하면 피부에 염증이 생길 수 있는데 이것이 바로 지루성 피부염이다. 지루성 피부염은 사춘기나 중년에 생길 수도 있지만, 생후 3개월 이내의 유아에게 특히 잘 생긴다. 어린 아기에게 생긴 지루성 피부염은 비교적 잘 낫는 편이다. 두피와 얼굴 및 겨드랑이나 목 주위에 특히 잘 생기고, 노란색으로 기름기 있는 딱지가 생겨서 흉하게 보이기도 한다. 지루성 피부염이 두피에만 있고 특별히 번지지 않는다면 너무 걱정할 필요는 없다. 그러나 지루성 피부염의 범위가 자꾸 확대된다면 전문가에 의한 진찰과 치료를 꼭 받아야 한다. 지루성 피부염이 있는 아기가 땀을 많이 흘리거나, 환부를 심하게 긁거나, 세균이 침범하면 피부 증상이 갑자기 심하게 악화될 수 있으니 주의해야 한다. 참고로 성인에게 발생한 지루성 피부염은 재발이 매우 잘 되기 때문에 수 년 이상 지속될 수 있고 스트레스에 의해서 악화되는 경향이 있다.

Q10 얼굴에 여드름 같은 뾰루지가 났어요.

아기가 생후 보름 정도가 지나면서 얼굴에 뾰루지가 생기기 시작하더니 없어지지 않고 아직도 그대로입니다. 심할 땐 여드름처럼 고름도 나옵니다. 특히 양쪽 볼에 많이 났어요. 처음에는 제가 잘 몰라 손으로 뜯어버렸는데 그게 흉터로 남아 버렸네요. 좀처럼 없어지질 않아 속상합니다. (만 4개월 남아)

[A] 말씀하신 내용만으로 보자면 여드름일 가능성이 있습니다. 만일 여드름이라면 그냥 놔두십시오. 다만 시간이 지나면서 다른 질병과 겹쳐서 나타나는 경우도 있으니, 오래 증상이 지속되는 경우라면 주기적으로 전문가로부터 진찰을 받는 것이 좋습니다.

신생아 여드름은 자궁 속에서 어머니로부터 받은 호르몬의 영향으로 피부의 피지선이 자극되어 생긴다고 추정되고 있습니다. 보통 생후 30일 이내에 시작되어서 생후 3개월 정도까지 나타나지만, 생후 4~8개월까지 지속되기도 합니다. 습진의 형태는 여드름과 같으며 얼굴, 특히 뺨에 많고 가려움이나 통증이 없고, 대개 그냥 두어도 저절로 없어집니다. 치료를 받지는 않더라도 피부는 깨끗하게 유지해 주어야 합니다. 피부가 좋지 않아 보인다고 해서 오일, 로션, 비누를 너무 많이 사용하면 오히려 자극이 되기 때문에 주의해야 합니다.

Q11 아직 어린데 침 치료를 받아도 되나요?

요즘 아이가 한쪽으로 목을 기울이고 잠드는 경우가 많아서 왠지 불편해 보입니다. 아토피 피부염이 다리 쪽에 나타나 있기도 하구요. 고개가 삐딱하게 보여서 걱정입니다. 집안 어른들께서는 한의원에 가서 침을 맞도록 해 보라고 말씀하시는데, 21개월 된 아이가 침을 맞아도 괜찮을까요? (만 21개월 여아)

【A】 먼저 어머님이 궁금해 하시는 어린이에게 있어서의 침 치료에 대해 말씀드리도록 하겠습니다. 결

론적으로 21개월 된 아이뿐 아니라 어떤 연령의 아이라도 (훨씬 더 어린 신생아라도) 침술 치료의 적응 중, 예를 들어 고열, 급체, 감기, 경련, 설사, 아토피 피부염과 같은 피부 염증, 근육 경결 등이 있다면 당연히 침 치료를 받아야 하고 또 침 치료를 충분히 받을 수 있습니다.

다만 이런 어린 연령대의 아이들이 너무 무서워하고 스트레스를 받을 것 같은 경우라면 성인과 똑같은 침 치료를 적용하기가 약간 망설여질 때도 있기 때문에, 현대적으로 개발된 소아용 침, 예를 들어 전자침, 레이저침, 도르레침, 분구침 등을 이용해서 침 치료 시술을 행하며, 성인에게 사용되는 침을 이용하더라도 침을 아이의 체표면에 꽂아 놓고 오래 누워 있게 하는 유침留鍼 방식이 아니라 살짝 살짝 해당 목표 경혈에 자극만 해 주는 단자短刺 방식이 주로 많이 이용됩니다. 아이를 데리고 한의원에 가시게 되면, 담당 한의사 선생님께서 아이의 상태에 알맞은 침 치료 처방을 시술해 주실 것으로 생각됩니다.

Q12 아토피 피부염에 목초액 목욕이 괜찮을 까요?

한의원에서 한약 치료를 받으면서 아이가 밥도 잘 먹고 갑자기 심해진 아토피 피부염 증세도 많이 가라앉았습니다. 다만 아직도 습하고 기온이 높은 여름에는 땀이 자주 차서 그러는지 팔다리 접히는 부분들을 좀 가려워하고 긁는답니다. 주변에서 목초액을 이용해서 목욕하는 걸 권하는데요, 괜찮을지요? (만 5세 여아)

【A】 습하고 더운 계절에는 아토피 피부염을 가진 아이들이나 땀을 많이 흘리는 아이들이 겨드랑이나 사타구니, 팔과 다리의 접히는 부위, 목 접히는 부위, 등 부위를 주로 가려워하고 잠결에 긁는 과정에서 상처도 잘 내게 됩니다. 그럴 때에는 가정에서 쑥을 달인 물이나 녹차 물을 목욕 후 마지막 헹구어 주는 물로 사용하여 개선 효과를 보는 경우가 종종 있습니다.

아토피 피부염 증상이 너무 심한 경우에는 한의원에서 처방받은 한약 세척액(스킨워시)을 사용하는 것이 당연히 훨씬 더 효과가 좋지만, 아토피 피부염 증상이 별로 심하지 않은 미미한 수준이라면 한번쯤 목초액을 사용해 보시는 것도 도움이 될 수는 있겠습니다.

하지만 모든 아이들에게 치료 효과가 있는 것은 아니며, 피부가 매우 예민한 아이들에게는 오히려 자극이 될 수도 있기 때문에 처음 2~3일 동안에는 하반신에만 사용하시고 마지막에는 반드시 맑은 물로 헹구어 주는 것이 좋겠습니다.

혹시 자극 증상이 없다고 하더라도 일단은 먼저 전문가 선생님으로부터 목초액 목욕을 해도 무방할지에 대한 진단과 확인을 받은 연후에 조심스럽게 활용하시는 것이 좋겠습니다.

Q13 아토피피부염에 계속해서 스테로이드를 발라도 되나요?

가려움 때문에 자꾸 긁어서 진물이 나는데 계속해서 스테로이드를 바를 수도 없고 진물이 날 때 어떻게 하면 좋을까요?

【A】 진물이 날 정도의 심각한 수준의 아토피 환자에게는 피부 보호막 작용 기능의 저하로 인해, 언제든지 세균 감염의 우려가 있으므로 늘 〈농가진〉 등의 2차 감염으로 인한 급속한 악화가 발생할 수 있습니다. 그렇기 때문이 진물이 날 정도의 아이들의 피부에 존재하는 2차 감염을 일으킬 수 있는 세균이 전달될만한 위험은 항상 있을 수 있으므로 위생에 대해 항상 주의를 기울여 주셔야 하겠습니다. 이를 다스리기 항생제나 스테로이드 투약에 대해서는 담당 한의사 선생님과 상의를 하고 그 정도를 결정하셔야 합니다.

Q14 정말 아토피에 물을 많이 마시면 도움이 될까요?

인터넷에서 원장님 글 보고 상담 드려요.
정말 아토피에 물을 많이 마시면 도움이 될까요?
물은 일반 생수를 말씀하시는지 아니면 보리차나, 옥수수 차 등… 다른 것들도 상관없는지 궁금합니다. 그리고 한 의원에서 아토피 치료를 어떻게 하는지도 궁금합니다.

【A】 아토피 증세 개선에 물을 많이 마시는 것이 도움이 되는지에 대해서 질문을 주셨는데 단도직입적으로 말씀드려서 '그냥 도움이 되는 정도가 아니라, 아주 큰 도움이 된다!'라고 강조해서 말씀 드리고 싶습니다.

물은 일반생수도 상관없고 미네랄워터도 상관없고 정수기물도 상관없습니다. 수돗물도 괜찮습니다. 보리차나 옥수수 차도 아예 안 주는 것보다는 도움이 되겠지만, 그냥 맹물을 많이 주시는 것이 더 좋습니다. 참고되셨으면 좋겠습니다.

아이가 먹고 있는 물의 양이 적은 것인지 아니면 그런대로 충분한 정도인지에 대해서는 일단 아이의 소변을 보면 어느 정도 짐작할 수 있겠습니다. 만일 아이가 소변을 잘 보고 소변의 색깔도 진하지 않다면, 가급적 투명한 색깔의 소변을 보고 있다면, 섭취량이 적어 보이더라도 아이 나름대로는 충분히 먹을 만큼 먹는 것이라고 생각합니다.

만일 소변의 양이 평소보다 줄어들고 색깔도 많이 진하다면(거품 소변 포함) 이 아이는 먹는 물의 양이 적다고 판단하시면 좋겠습니다.

아토피 치료 진행방법에 대해서도 질문을 주셨네요.

크게 대별해서 말씀드리자면, 체질개선요법(면역안정요법)과 증세완화요법으로 나누어 치료하고 처방을 하고 있는데, 내복약(탕약)을 통해서 체질개선과 면역안정을 도모하고, 아토피 크림이나 로션 또는 스킨워시(목욕액)과 같은 외용제를 통해서 증세완화를 도모한다고 생각하시면 좋을 것 같습니다.

Q15 아토피도 전염이 되나요?

초등학교 들어가면서 괜찮던 아토피가 중학교 3학년이 되면서부터 심해졌습니다. 손가락까지 갈라지는데 약 먹이고 연고를 바르면 그 때 뿐이고 정말 속상하고 마음 아픕니다. 또, 아토피도 전염이 될 수 있는지 궁금합니다.

【A】 제가 직접 진찰하지 않고 이렇게 답변을 드리는 것이 많은 한계를 가지고 있겠습니다만, 일단 부족하나마 개략적인 설명으로 이해해 주시면 감사하겠습니다.

일단 아토피 자체는 전염되지 않습니다. 다만, 손가락 부위가 갈라져서 피가 날 정도의 심각한 수준의 아토피 환자에게는 피부 보호막 작용기능의 저하로 언제든지 세균 감염의 우려가 있으므로 늘 〈농가진〉 등의 2차 감염으로 말미암아 급속한 악화가 발생될 수 있습니다. 그렇기 때문에 피가 나고 진물이 날 정도의 아이들의 피부에 존재하는 2차 감염을 일으킬 수 있는 세균이 전달될 수 있는 위험은 항상 있을 수 있으므로 위생에 대해 항상 주의를 기울여 주셔야 하겠습니다.

이를 다스리기 위한 내복약 처방(한약처방 또는 일시적인 항생제/스테로이드 투약 등)에 대해서는 가까운 전문 의료기관의 선생님과 다시 상의해 보시는 것이 좋을 것 같습니다.

Q16 두드러기의 원인을 알 수 없어요.

얼굴에 갑자기 두드러기가 나서 아이가 힘들어해요. 원인을 알 수 도 없구요. 동네 한의원에서 한약처방을 받아 왔는데 계속 복용해도 될까요? 또 다른 아이들에게도 옮기지 않을까 걱정이 되네요.

[A] 한의학에서 예전에 '담마진' 또는 '은진'이라고 불렀던 두드러기는 부모님이나 자녀들이 대부분 한번쯤 경험해 보셨을 것입니다. 통계적으로는 20% 정도의

아이에게 두드러기가 발생한다고 합니다.

두드러기의 증세는 심한 가려움증과 함께 피부가 약간 창백하면서 붉게 부풀어 오르는 것입니다. 그 모양은 마치 불규칙한 지도 모양이기도 하고 둥글기도 하지요. 또한 두드러기는 불과 몇십 분 사이에 나왔다가 들어가기도 하고 장소를 옮겨가기도 합니다. 엄마들 중에는 두드러기가 전염성이 있다고 생각하는 분도 계시는데 두드러기는 전염성이 없기 때문에 다른 아이와 놀아도 상관없습니다.

피부가 알레르겐에 접촉이 되면 과민반응에 의해 피부의 비만세포에서 히스타민이란 화학물질이 분비됩니다. 다른 알레르기 질환에서와 같이 이 히스타민이 알레르기 질환에서 중요한 역할을 하게 됩니다.

히스타민이 피부의 수용체를 자극하면 말초 혈관이 확장되고 혈관의 투과성이 증가되어 동맥 또한 확장되게 됩니다. 이렇게 되면 붉은 반점이 생겨나고 체액이 새어나가 부풀어 오르는 두드러기가 생기는 것입니다. 히스타민에 의해 가려움증도 생기게 됩니다. 이러한 현상은 피부의 2번째 층인 진피층에서 발생하며 두드러기는 몸의 어느 부위에서든 발생할 수 있습니다.

만성의 두드러기는 엄마들이 둔감해져서 신경을 쓰지 않기도 합니다만 두드러기도 심하면 위험할 수 있으니 조심해야 합니다. 얼굴에 생긴 두드러기가 바로 위험한 상황입니다. 얼굴에 두드러기가 생겼다면 아이가 호흡까지도 곤란해질 수 있습니다. 즉, 아이가 숨쉬기 힘들어하면서 쌕쌕거리거나, 말하는 것과 음식 먹는 것을 힘들어할 때가 응급실에 가야 하는 경우입니다.

좀 어려운 이야기지만 두드러기의 원인이 자신의 몸에 있다고 생각하면 될 것입니다. 두드러기의 원인을 밝히기 어렵다고 하지만 원인 규명을 위해서는 자세한 병력조사가 필요하며 환자는 자신의 증세에 대한 자세한 관련기록을 주치의에게 제공하는 것이 좋습니다. 대부분은 두드러기의 원인을 알 수 없다고 합니다. 하지만 좀 어려운 이야기를 하자면 한의학적으로 풍열, 풍한, 풍열, 혈어, 장위적열, 기혈양허 등이 원인이라고 봅니다.

특별히 어떤 것이 원인인지 밝혀내기 어려운 경우에는 몸의 저항력과 면역력을 기르는 방식으로 치료하는 것이 가장 좋습니다. 그러한 점에서 한방치료가 장점이 있습니다.

그러므로 치료를 받으셨던 담당 한의원 선생님과 좀 더 상세한 상담을 통해서 앞으로의 치료 방향과 예후를 말씀 나누시는 것이 가장 바람직하실 것으로 생각됩니다.

갑작스럽게 드러난 두드러기라고 하더라도 원인은 이전부터 몸에 축적된 여러 가지 요인들이 역치 이하로 떨어지면서 드러나는 상태로 볼 수 있으므로 호전반응을 위해서는 장기간의 치료 및 관리 기간을 필요로 할 것으로 보입니다.

한약 복용의 지속성 부분에 대해서는 일단 진찰을 수행한 연후에 말씀드리는 것이 좋을 듯 합니다.

Q17 증류 한약에 대해 궁금해요.

아이의 아토피가 전체적으로 많이 심한 편입니다. 아기였을 때 태열이 있기는 했지만 많이 심한 편은 아니어서 별 걱정을 안했었는데요. 10개월 때부터 조금씩 아토피가 보이더니 이제는 거의 온몸이 아토피라고 해야 할 정도로 심해졌어요.

많이 간지러우니 심하게 긁기도 해 진물도 보입니다. 아이가 입이 짧아 한약을 먹이는 것도 너무 걱정됩니다. 그런데 증류 한약이라는게 있더라구요. 어른들 말씀으로는 증류약이 무슨 한약이냐며 효과도 없을 거라고 하시는데 탕약을 먹일 자신이 정말 없고…

탕약을 먹이다가는 그나마 요즘 먹는 것들도 안 먹을 것 같아 걱정입니다.

증류 한약으로도 아토피 치료가 가능한지, 정말 효과는 괜찮은지요?

A 증류 한약에 대해서 말씀드리도록 하겠습니다.

증류 한약은 전통적인 한약 제형의 방법 중 〈노법〉

이라는 방법을 현대적으로 이용하여 아이들에게 원만하게 복용할 수 있게끔 만들어진 새로운 개념의 한약입니다.

무색, 무미의 쓴 맛이 없는 물 같은 한약으로 복용이 간편하며, 소화흡수가 빠르고 부작용이 적으며 농약으로 부터 안전하다는 장점을 가지고 있어서 아주 어린 아이들(신생아들도)이 먹었을 때 좋은 반응을 기대할 수 있습니다.

그러나 모든 한약을 증류 시스템에 적용시킬 수는 없습니다. 즉 모든 한약에 대해 일반 탕약과 비교했을 때 손색이 없을 정도의 유효한 효과를 내는 성분이 추출될 수 있지는 않다는 말씀입니다. 일반적으로 보았을 때 한의학에서 이야기하는 표제(방향성 약물)들이 비교적 증류 방식에 적합하다고 말할 수 있지만, 모두 다 그런 것은 아니기 때문에 일률적으로 말씀드리기에는 조금 어려움이 있습니다.

증류 한약은 어린 아이들에게 복용하기 쉽도록 만들어진 새로운 제형임에는 분명하지만, 그렇다고 완전히 물과 같지는 않기 때문에 복용에 어려움을 느끼는 예민한 아이들이 소수이기는 하지만 있습니다.

그러나 당장의 맛보다는 내부에서의 약력(약의 효과)이 발생하는 것을 훨씬 더 우선시하고 있는 의료인의 입장에서 보자면 아이가 약간 먹기 어려워하더라도(물론 일반 탕약보다는 훨씬 쉽겠지요) 조금 인내를 가지고 복용을 시도해 보시라고 말씀드릴 수밖에 없는 상황입니다.

물론 아주 조금씩 하루에 정해진 양을 수시로 먹이고 올리고당이나 흑설탕을 아이의 입맛에 맞을 정도로 가미해서 복용을 유도하는 요령도 쓸 수 있겠습니다(분유를 먹는 아이들의 경우에는 분유를 타는 용매로 증류 한약을 쓰기도 하지요).

부록

〈아이에게 모유를 먹이고 계신 어머님들이 일반적
으로 주의할 음식〉

①콩, 양배추, 양파, 마늘, 브로콜리, 순무

 콩, 양배추, 양파, 마늘, 브로콜리, 순무를 어머님이
아주 많이 드신 후에 아이에게 모유를 먹일 경우에는
4~6시간 후 모유로 분비가 되어서 아이가 과민반응을
일으킬 수 있다.

 과민 반응을 일으킨 아이는 배에 가스가 차서 아파
서 울거나 보채는 경우가 많이 있다. 흔히 원인을 잘
알 수 없이 아이가 자꾸 울거나 보챌 때는 엄마가 위
의 음식을 먹지 않았는지 점검해 보아야 한다.

 의심되는 음식이 있으면 엄마가 원인으로 추정되는
음식을 끊으면 24시간 내에 다시 아이가 멀쩡해지는

경우가 대부분이니 혹시 이런 음식들을 먹었다고 해서 죄책감을 가지거나 놀랄 필요는 없겠다.

②참외, 복숭아, 감귤, 살구, 자두

참외, 복숭아, 감귤, 살구, 자두 등을 과식한 후에 아가에게 젖을 먹이면 아이가 설사나 복통을 일으킬 수 있으니 주의해야 한다. 물론 과식하지 않고 보통 정도로만 먹어서는 그런 일은 거의 없다.

③우유나 치즈나 요구르트나 아이스크림과 같은
  유제품

어머님이 우유나 치즈, 요구르트나 아이스크림과 같은 유제품을 먹은 후에 아이에게 젖을 먹이면 아이에게 아토피 피부염을 비롯한 각종 알레르기 반응이 잘 일어날 수 있으니 주의가 필요하다.

따라서 아이에게 우유 알레르기가 의심되는 경우이
거나 알레르기 가족력이 있는 경우에는, 수유를 하는
어머님이 아이에게 별다른 문제가 나타나지 않는다
하더라도 유제품의 양을 많이 줄이거나 아예 끊는 것
이 좋을 것이다.

④ 커피 · 녹차 · 홍차 · 초콜릿 · 코코아

카페인이 들어 있는 커피나 녹차, 홍차나 초콜릿 또
는 코코아 등을 과식하게 되면 이것이 모유를 통해서
아이의 몸에 들어가서 카페인이 축적될 수 있다. 아이
의 몸에 카페인이 많아지면 아이가 보채거나 잠을 자
지 않을 수도 있다.

간혹 약국에서 흔히 사먹는 종합 감기약에도 카페인
이 함유된 것이 있는데 이것 역시 아이에게 문제를 일
으킬 수 있기 때문에, 모유를 먹이는 어머님은 일반 감
기약 하나를 먹을 때에도 세심한 주의를 필요로 한다.

카페인은 일반적으로 세포 안에 있는 수분을 밖으로 배출시키는 강력한 기전을 작동시키기 때문에 음허열陰虛熱 상태를 더욱 조장시켜서 아토피 피부염이 더욱 쉽게 나타나게 만든다.

⑤마늘이나 양파

어머님이 마늘이나 양파를 먹은 다음에 아이에게 모유를 먹이면 아이가 모유를 거부할 수 있다. 마늘이나 양파는 그 향이 먹은 후 4~6시간 정도가 지나면 모유로 나오는데 이런 것들은 모유의 맛과 향에 결정적으로 영향을 미칠 수 있다. 아이들이 갑자기 젖을 거부하는 경우 어머님은 혹시 음식 때문에 그럴 수 있다는 생각을 하고 최근에 먹었던 음식에 대한 검토를 해보아야 한다.

⑥ 알코올

어쩌다 맥주 한 두잔 정도 마시는 경우라면 크게 염려치 않아도 되겠지만, 사실 술은 모든 분들이 알고 있다시피 모유 수유 시에는 극히 조심해야 할 음식인 만큼 어쩔 수 없는 상황에서 술을 조금 마신 경우라면 최소한 1-2시간이 경과한 후에 수유를 하는 것이 좋다. 만일 술을 아주 많이 마셨다면 당연히 더 오랜 시간 동안 모유를 먹이지 않아야 한다. 술을 마시면 모유 생산량이 감소하게 되어 젖이 적게 나오게 되므로 모유 수유 자체가 어렵게 되며, 모유 수유 중에 어머님이 술을 조금씩이라도 장기적으로 마시게 되면 아이에게는 운동 장애와 함께 아토피 피부염이 잘 일어날 수 있다는 사실을 꼭 염두에 두고 주의해야 하겠다.

⑦흡연

흡연은 술보다 더욱 파괴적인 건강상의 문제를 일으키기 때문에 모유 수유 중에는 반드시 피하는 것이 좋다. 아이 옆에서 어머님이나 아버님이 담배를 피우게 되면 아이가 직접 담배를 피우는 것과 마찬가지의 부정적 효과가 발생하기 때문에 절대로 금해야 한다. 또 아이가 없는 곳에서 담배를 피운다고 해도 어머님이 담배를 조금이라도 피우게 되면 모유를 통해서 니코틴이나 타르가 아이에게 전달되어 아이 건강에 악영향을 주게 되니 역시 절대 금해야 한다. 또한 어머님이 담배를 피우게 되면 모유가 적게 나와서 모유를 지속적으로 먹일 수도 없게 되기 때문에 아이의 기초 면역 기능이 불안정해지고 약화되어서 아토피 피부염 발생의 필요조건이 형성되기 때문에 아이에게는 이중, 삼중의 피해가 발생한다.

1) **호산구증다증** : 산성 색소에 잘 물드는 거칠고 큰 과립을 많이 가진 혈액 백혈구 세포의 일종인 호산구가 늘어나는 질환.

2) **세라마이드** : 사람의 피부에는 7종류의 세라마이드가 있는데 이들은 각질층 내에서 콜레스테롤, 지방산 등과 함께 특유의 라멜라 구조를 잘 형성할 수 있도록 해 준다.

3) **스핑고리피드(sphingolipid)**: 포글리세이드, 스테롤 등과 함께 세포막을 구성하는 지질 중의 하나.

4) **신경펩타이드(neuropeptides)**: 신경아미노산의 중합체로서, 보통 소수의 아미노산이 연결된 형태를 말한다. 아토피 피부염에서 심한 간지러움증과 주로 관련되어 있는 것으로 알려져 있다.

5) **백색피부묘기증**: 피부를 긁거나 누르면 해당 부위에 부종과 흰색의 발적이 나타나고, 가려움증이 생기는 두드러기.

6) **위생가설(hygiene hypothesis)**: 원래 세균이나 바이러스

감염은 '자연 면역'이라고 할 수 있는 Th 1에 의한 면역 반응(세포성 면역 반응으로 알려져 있음)을 유도하게 되는데, 이런 환경에 많이 노출된 사람들(즉 비위생적인 환경 속에 놓여 있고, 항생제나 해열제 및 백신 개발이 충분히 진행되지 못한 상황이었던 20세기 전반기 이전에 출생한 사람들)일수록 설령 알레르겐에 노출되더라도 Th 1 면역 반응이 주로 나타나게 된다. 그러나 세균이나 바이러스에 별로 노출될 일이 없었던 상황이거나 항생제나 해열제의 남용으로 자연 면역 반응이 충분히 성숙할 기회를 가지지 못한 채로 인위적인 방식을 중심으로 감염에 대한 조절이 익숙해진 사람들(20세기 후반기 이후에 출생하여 비교적 위생적인 환경에 놓여 있고, 항생제나 해열제 또는 백신의 혜택을 충분히 받은 사람들)의 경우에는 항원 노출시 Th 2 면역 반응(체액성 면역 반응으로 알려져 있음)이 주로 나타나게 된다.

7) **백색비강진(pityriasis alba)**: 비강진은 인설성 병변, 백색(alba)은 하얀색을 의미한다. 주로 소아와 사춘기 초기 환자에게서 잘 발생하는데 대부분의 병변은 뺨에 경계가 불분명한 저색소성 병변의 형태로 나타난다. 특히 피부가 검은 환자(또는 유색 인종)에게서는 정상 피부와 색상 대비가 뚜렷하기 때문에 눈에 잘 띄게 된다. 이는 아토피 피부염 소인이 없는 환자에게서도 흔히 볼 수 있는 소견이다.

8) IgA: 우리 몸 안의 소화기관에서 분비되는 점액 안에는 IgA라는 항체가 다량 포함되어 있고 이것이 외계 물질(이물질)을 예민하지 않게 편안한 방식으로 처리한다. 즉, IgA는 계속 거론해 왔던 IgE와는 달리 외계 물질과 반응해도 별로 염증을 일으키지 않는다. IgA는 특히 모유 안에 많이 들어 있기 때문에 모유를 먹게 하는 것은 아이의 아토피 피부염 예방에 매우 도움이 된다. 즉, IgA가 충분히 있고 정상적으로 기능이 잘 활성화되어 있다면 IgE가 예민한 방식으로 활동하기 전에 미리 항원으로 작용할 수 있을 만한 외계 물질을 제거함으로써 아이들이 아토피 피부염 증세로부터 안전하게 보호될 수 있다.